Dr A. RAYBAUD

LA MÉNINGITE

Cérébro-Spinale Épidémique

A MARSEILLE

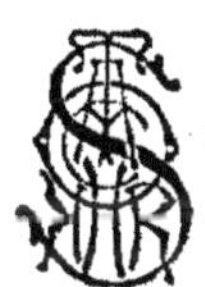

LYON
A. STORCK & Cie, IMPRIMEURS-ÉDITEURS
8, Rue de la Méditerranée, 8

1901

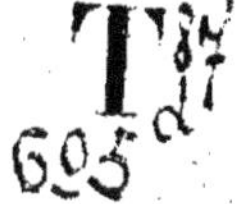

DU MÊME AUTEUR

Expériences de contrôle de la désinfection par le formol (en collaboration avec M. le professeur Rietsch). — *Marseille médical*, 1897, p. 641.

Suppuration méta-typhique à bacille pyocyanique. — *Marseille médical*, 1898, p. 417.

Étude sur les eaux de sources du tunnel de la Mudrague (en collaboration avec M. le professeur Rietsch et M. Coreil). — *Marseille médical*, 1898, p. 588 et 623.

Staphylococcie à foyers multiples. — Communication au Comité médical des Bouches-du-Rhône, 17 novembre 1899; *Marseille médical*, 1899, p. 717.

Deux cas d'ectromélie longitudinale externe du membre inférieur. — Communication au Comité médical des Bouches-du-Rhône, 16 février 1900.

Thorax en entonnoir. — Communication au Comité médical des Bouches-du-Rhône, 2 mars 1900; *Marseille médical*, 1900, p. 231.

Ectopie du cæcum. — Communication au Comité médical des Bouches-du-Rhône, 6 avril 1900; *Marseille médical*, 1900, p. 270.

Fracture du crâne chez une enfant de trois mois. — Communication au Comité médical des Bouches du Rhône, 25 avril 1900.

Note d'autopsie sur un cas d'absence congénitale des muscles pectoraux. — *Marseille médical*, 1900, p. 344.

De l'emploi du sulfhydrate de calcium comme épilatoire chirurgical. — Communication au Comité médical, 1er juin 1900; *Marseille médical*, 1900, p. 364.

Malformation congénitale de la colonne vertébrale. Absence des vertèbres lombaires, sacrées et coccygiennes. — Communication au Comité médical des Bouches-du-Rhône, 4 mai et 20 juillet 1900.

Perforation spontanée de l'œsophage chez un nouveau-né. — Communication au Comité médical des Bouches du Rhône, 20 juillet 1900.

Fièvre typhoïde et pleurésie. Étude clinique et bactériologique. — *Bulletin médical*, 7 novembre 1900.

Thrombose des sinus de la dure-mère consécutive à une angine gangréneuse dans la scarlatine. — Communication au Comité médical des Bouches-du-Rhône, 16 novembre 1900; *Marseille médical*, 1900, p. 749.

Note sur un cas d'hémimélie thoracique bilatérale. Présentation du sujet avec radiographie. Communication au Comité médical des Bouches-du-Rhône, 7 décembre 1900.

Rein polykystique congénital. — Communication au Comité médical des Bouches-du-Rhône, 29 décembre 1900.

Un nouveau cas de méningite cérébro-spinale à diplocoques de Weichselbaum (en collaboration avec M. le Dr Engelhardt). — Communication au Comité médical des Bouches-du-Rhône, 4 janvier 1901; *Marseille médical*, 1901, p. 97.

Malformation du cœur. Présentation des pièces anatomiques. — Communication au Comité médical des Bouches-du-Rhône, 1er février 1901.

Un cas de gangrène symétrique des orteils au cours de la fièvre typhoïde. — Communication au Comité médical des Bouches-du-Rhône, 22 février 1901, *Marseille médical*, 1901, p. 157.

Présentation d'un malade guéri de méningite cérébro-spinale. — Communication au Comité médical des Bouches-du-Rhône, 3 mai 1901.

Note sur un cas de guérison de méningite cérébro-spinale suppurée (en collaboration avec M. le professeur Boinet. — *Société médicale des hôpitaux de Paris*, 31 mai 1901, p. 551.

Traitement de la peste. — *Marseille médical*, 1901, p. 609.

Décès au cours d'un accès palustre par rupture de la rate. — Communication au Comité médical des Bouches-du-Rhône, 4 octobre 1901. — *Marseille médical*, 1901, p. 625.

Dr A. RAYBAUD
Préparateur de Pathologie Interne
Ex-préparateur de Bactériologie à l'École de Médecine
Interne et ancien Externe des Hôpitaux
Lauréat de l'École de Médecine de Marseille (1er prix 189[illegible])
Lauréat du Comité Médical des Bouches-du-Rhône
(Prix des Internes 1900)

LA MÉNINGITE
Cérébro-Spinale Épidémique
A MARSEILLE

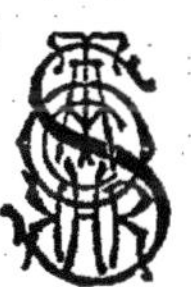

LYON
A. STORCK & Cie, IMPRIMEURS-ÉDITEURS
8, Rue de la Méditerranée, 8
—
1901

A LA MÉMOIRE DE MA MÈRE VÉNÉRÉE

A MA FEMME ET A MON FILS

A MON PÈRE

A MES PARENTS

A LA MÉMOIRE D'ALFRED BLANC

Interne des hôpitaux, préparateur à l'École de Médecine

Mort à 25 ans, le 27 janvier 1900

A MES AMIS

ET PLUS SPÉCIALEMENT A

J. PELLISSIER, D. OLMER, E. HAWTHORN,
J. LIVON

Internes des Hôpitaux

A. QUEIREL

Docteur en droit, Juge suppléant au Tribunal de Montluçon

A MES MAITRES

DE L'ÉCOLE DE MÉDECINE ET DES HOPITAUX DE MARSEILLE

M. le professeur RIETSCH
(Laboratoire de bactériologie, 1895-1899).

M. le professeur BOINET
(Laboratoire de pathologie interne, 1900-1901 ;
Clinique des maladies exotiques, Internat, 1901).

M. le professeur LÉON D'ASTROS
(Clinique des maladies des enfants, Externat, 1896-1897-1898, Internat, 1900).

M. le professeur QUEIREL
(Clinique obstétricale et Maternité, Internat, 1900).

M. le professeur COMBALAT
(Clinique chirurgicale, Internat, 1899).

M. le professeur LAGET
(Clinique médicale, Externat, 1898).

M. le Dr COSTE
Médecin des hôpitaux (Externat, 1896).

M. le Dr MICHEL
Chirurgien des hôpitaux (Externat, 1897).

M. le professeur FALLOT
Médecin des hôpitaux (Externat, 1895).

M. le Dr J.-C. GAUTHIER
(Laboratoire du Lazaret du Frioul, 1901).

MM. les professeurs ALEZAIS et ODDO
M. le Dr SÉPET
Médecins des hôpitaux.

M. le professeur DELANGLADE
M. le Dr ACQUAVIVA
Chirurgiens des hôpitaux.

M. le Dr ENGELHARDT
Chef du laboratoire bactériologique départemental des Bouches-du-Rhône.

A MON PRÉSIDENT DE THÈSE

M. le professeur LÉPINE

Avec l'expression des sentiments de profonde reconnaissance que m'ont inspiré son accueil si sympathique et le grand honneur qu'il m'a fait en acceptant la présidence de ma thèse.

LA MÉNINGITE CÉRÉBRO-SPINALE A MARSEILLE

Le 16 mars 1900, MM. d'Astros et Engelhardt relataient au Comité médical des Bouches-du-Rhône deux observations de méningite cérébro-spinale à diplocoques de Weichselbaum. Autour de ces premiers faits vinrent bientôt se grouper un assez grand nombre de cas nouveaux. MM. Sépet, Pagliano, Bidon, etc., apportaient des observations recueillies dans leur clientèle ou dans leur service d'hôpital, et, le 4 mai 1900, la Commission scientifique du Comité médical des Bouches-du-Rhône décidait de nommer une Commission « chargée de grouper les cas et d'étudier la topographie de l'épidémie ». Le 25 mai 1900, M. Netter signalait à la Société médicale des hôpitaux de Paris l'apparition de cette épidémie marseillaise et, dans une nouvelle communication, le 1er juin, M. d'Astros déclarait : « On peut affirmer actuellement qu'il existe à Marseille une épidémie de méningite cérébro-spinale. » Cependant le silence se fit autour de cette question : la Commission nommée ne put réunir les éléments d'un travail d'ensemble et plusieurs mois s'écoulèrent sans qu'aucun fait nouveau fût produit.

Au cours de mon internat dans le service de M. le professeur d'Astros, il me fut donné d'observer une méningite dont j'ai publié l'observation avec M. le Dr Engelhardt (Comité médical des Bouches-du-Rhône, 3 janvier 1901). Ce fait paraissait alors isolé ; mais bientôt de nouveaux cas étaient signalés de côté et d'autre, et démontraient que l'épidémie était en pleine recrudescence. C'est ainsi que j'ai pu réunir une douzaine d'observations recueillies pendant le premier semestre de 1901.

J'ai l'intention, dans ce travail, de grouper les faits observés au cours des deux poussées épidémiques ainsi constituées. Certaines de ces observations ont été déjà publiées par MM. d'Astros, Engelhardt, Pagliano, Boinet, Reynaud et par moi-même. D'autres sont inédites et ont été obligeamment mises à ma disposition par mes maîtres ou par mes camarades.

Du groupement de ces matériaux épars, je crois pouvoir retirer quelques données sur l'*épidémiologie* de la méningite cérébro-spinale à Marseille. De l'examen des observations je m'efforcerai également de tirer des notions sur l'*évolution clinique* de cette maladie. Je réserverai enfin une place spéciale à l'étude de son agent le plus habituel, le *diplococcus meningitidis intracellularis* de Weichselbaum.

OBSERVATIONS

I. — Cas où le diplocoque de Weichselbaum a été bactériologiquement constaté.

OBSERVATION I

Publiée par MM. les Drs d'Astros et Engelhardt.
Marseille médical, 1900, p. 290.)

Oreste G..., trois ans, demeurant rue de la Comète, 4, entre à l'hôpital de la Conception le 1er mars 1900. Nourri au sein et sevré à dix-neuf mois, il a toujours été bien portant jusqu'à ces jours-ci.

D'après les renseignements fournis, quatre jours avant son entrée, il fut brusquement pris de vomissements avec fièvre vive. On l'alita et depuis il n'a cessé de pousser des gémissements, signe certain de vives douleurs. Il repoussait ses parents de la main, tout en paraissant les reconnaître cependant. L'enfant ne s'alimente pas. Il n'est pas allé du corps depuis le début de sa maladie, mais un lavement donné le soir de son entrée détermine une légère selle.

Le même soir, la température atteint 40°.

Le 2 mars au matin, nous trouvons l'enfant dans un état d'agitation extrême, dans le décubitus latéral, mais tantôt d'un côté, tantôt de l'autre. Les cuisses sont fléchies, les jambes repliées sous les cuisses, en position chien de fusil caractéristique. La tête est aussi fortement rejetée en arrière et il existe une raideur bien nette de la nuque. L'enfant gémit d'une façon presque continue, il semble souffrir extrêmement, les douleurs sont exagérées par les mouvements, notamment lorsqu'on cherche à fléchir la tête. Les pupilles sont moyennement dilatées, mais elles réagissent à la lumière. Il n'y a pas de strabisme, pas de photophobie. Par contre, nous constatons une hyperexcitabilité de la sensibilité générale de toutes les parties du corps. La recherche du signe de Kernig nous le fait nettement constater. Le réflexe rotulien est aboli. Le pouls est fréquent sans irrégularités. La température centrale est de 39°, mais les extrémités sont froides, refroidissement périphérique frappant. Refus absolu d'alimentation. Langue saburrale, sèche. L'enfant a vomi une fois le soir de son entrée, constipation. Ventre un peu aplati mais non rétracté. Rien du côté des poumons, du foie, de la rate. On n'a pu avoir des urines. — Calomel. Bains à 34°-35° toutes les quatre heures. — Le soir, température 39°7.

Le 3 mars au matin, température 38°2. Affaissement assez marqué. Nous pratiquons une ponction lombaire qui donne issue à 10 centimètres cubes environ d'un liquide louche, séro-purulent.

L'enfant meurt dans la soirée du même jour, dans le coma, sans avoir jamais présenté de convulsions.

Autopsie. — A l'ouverture de la dure-mère cérébrale, il ne s'écoule pas de liquide. Le cerveau enlevé, on voit sur sa face convexe une congestion très marquée des grosses veines superficielles et une fine arborisation des capillaires sur les circonvolutions. En différents points, notamment à la rencontre des scissures, de petits exsudats blancs, purulents, discrets. A la base : exsudat fibrino-purulent dans l'espace perforé postérieur derrière le chiasma; les nerfs optiques ne sont pas englobés par l'exsudat. C'est au niveau des confluents sous-arachnoïdiens cérébelleux que l'on trouve le plus d'exsudats, soit au niveau du vermis supérieur, soit surtout dans le grand confluent sous-arachnoïdien postérieur, derrière le bulbe, où se trouve accumulé un pus épais mais non concret.

Du côté des méninges spinales, la distribution des lésions est assez particulière. Rien en apparence au niveau de la moelle cervicale ; mais, immédiatement au dessous du renflement cervical, toute la région antérieure de la moelle, jusqu'à sa terminaison, est revêtue d'un exsudat fibrino-purulent assez épais, jaune, continu. Par contre, les régions postérieures de la moelle paraissent indemnes. Le sac arachnoïdien contient une certaine quantité d'exsudat séro-purulent.

Les poumons sont congestionnés, surtout à leur base. Le foie est un peu volumineux, légèrement congestionné. Les autres organes : cœur, rate, etc., paraissent sains à l'œil nu.

Observations bactériologiques. — La ponction lombaire avait permis de recueillir 10 centimètres cubes environ de liquide céphalo-rachidien trouble, d'un blanc jaunâtre. Par repos, se déposa rapidement au fond du tube un sédiment d'aspect pulvérulent, sans filaments fibrineux.

L'examen microscopique de ce sédiment, fixé sur lames et coloré par la liqueur de Ziehl diluée ou le bleu de méthylène, nous fit constater de très nombreux globules de pus et une seule forme microbienne, ressemblant beaucoup au gonocoque.

Ce sont des cocci, de grosseur variable, en forme de grains de café, accouplés par leur face plane. Ces diplocoques sont soit libres entre les globules de pus, soit, en plus grand nombre, intracellulaires. Certaines cellules en sont comme farcies.

En quelques points des préparations, des diplocoques, inclus dans les cellules, semblent entourés d'un halo légèrement teinté, d'une sorte de capsule, n'ayant pas toutefois la netteté de celle du pneumocoque. Les bactéries libres ne présentent pas cette particularité.

Une préparation traitée par la méthode de Gram-Nicolle nous a montré que ce microorganisme se décolorait sous l'influence du réactif iodo-ioduré.

La recherche du bacille de Koch est restée absolument négative.

L'ensemencement de l'exsudat méningé en milieux usuels nous a donné des résultats limités, démontrant tout à la fois la culture difficile et le peu de vitalité du microbe trouvé.

Le bouillon, le lait, la gélatine, les pommes de terre sont restés stériles après plusieurs jours d'étuve.

Sur sérum coagulé, après quarante-huit heures d'étuve à 37°, sont apparues, tout au fond du tube, de petites colonies transparentes, jaunâtres, ressemblant à des gouttes de rosée ; les jours suivants, elles se sont légèrement étalées. Mais la poussée a été de très courte durée.

C'est sur agar, en tube incliné, que la culture a donné un résultat bien net : au bout de quarante-huit heures, de petites colonies, analogues à celles relevées sur sérum, se sont développées en de nombreux points. Ces colonies ont rapidement augmenté d'étendue ; au sixième jour, elles avaient acquis leur entier développement et présentaient les caractères suivants : colonies étalées, jaunâtres, opaques au centre par le fait de l'épaisseur plus marquée en ce point, à bords translucides et irréguliers, de consistance crémeuse.

Ces colonies et celles développées sur sérum, examinées au microscope, nous sont apparues formées uniquement de diplocoques identiques à ceux constatés dans l'exsudat méningé ; mais ici les couples de cocci ne se montrent pas nettement séparés les uns des autres, ils sont souvent réunis en tétrades. Nous n'avons pas rencontré dans les préparations d'éléments en chaînettes, ni de diplocoques encapsulés. Ajoutons encore les deux particularités suivantes : la très grande variabilité de volume des microbes et leur colorabilité inégale.

Sur la gélose glycérinée nous n'avons pas obtenu de colonies.

Les inoculations faites sous la peau d'une souris et d'un cobaye n'ont donné aucun résultat.

Pour compléter l'étude bactériologique concernant ce premier malade, nous rappelons que le mucus nasal contenait de nombreux diplocoques, libres ou inclus dans les cellules épithéliales, au milieu d'une flore bactérienne très riche.

Après l'autopsie, nous avons recherché le diplocoque dans la rate et dans le sang du petit malade : l'examen des frottis et les tentatives de culture nous ont donné un résultat négatif.

Les caractères que présente notre diplocoque concordent exactement avec ceux du microbe décrit en 1887 par Weichselbaum sous le nom de *Diplococcus intracellularis meningitidis.*

OBSERVATION II

(Publiée par MM. les Drs D'Astros et Engelhardt, *Marseille médical*, 1900, p. 292.)

Georges A..., âgé de quatre ans, demeurant boulevard de Paris, est un enfant habituellement très nerveux, mais toujours bien portant jusque-là. Le 19 février 1900, il est pris d'un grand malaise sur lequel le Dr Sépet, qui a vu le premier l'enfant, donne les renseignements suivants : « L'affection avait débuté le matin seulement par des phénomènes nerveux, soubresauts, mouvements convulsifs, sans crise d'éclampsie proprement dite. Aspect général d'une grande infection. Assoupissement entrecoupé de crises d'agitation avec cris que rien ne pouvait calmer : mâchonnement, secousses convulsives dans les muscles de la face et quelques mouvements choréiques des membres supérieurs. Rien aux poumons. Pouls rapide, 120 environ. Température axillaire 39°2. Sensibilité exagérée. Raie méningitique avec véritable dermographisme. Pas de contractures. Pas de rétraction de l'abdomen. »

Dans la nuit du 19 au 20, le père, qui couchait avec l'enfant, notait qu'il était brûlant. L'agitation était extrême. L'enfant paraissait souffrir beaucoup, en proie à un délire complet, se frappant la tête à droite et à gauche, ne reconnaissant nullement les siens, grinçant continuellement des dents. Les yeux étaient vitreux ; la tête se renversait en arrière, rigide, immobile.

Le 20 au matin, on administre à l'enfant un peu d'huile de ricin qu'il vomit. Il n'est pas venu du corps. Il refuse toute alimentation et paraît se refroidir.

Le 20 au soir, nous trouvons l'enfant couché sur le côté, la tête fortement en opisthotonos, l'axe occipito-mentonnier formant angle droit avec l'axe du corps, en position irréductible. L'enfant continue à grincer des dents; il n'a pas la moindre connaissance, et pousse des cris dès qu'on le touche. Les extrémités sont froides et la température rectale atteint alors seulement 37°5. Le pouls est petit, fréquent, sans irrégularités. Il n'y a plus eu de vomissements, pas de selle non plus, sans que le ventre soit ni ballonné, ni excavé. Il n'est pas possible de faire prendre à l'enfant une goutte de liquide.

Les pupilles sont modérément dilatées, réagissant cependant à la lumière; pas de strabisme. La situation paraît très grave. Nous prescrivons des prises de calomel que l'on a grand'peine à faire absorber.

Cet état se maintient identique pendant quarante-huit heures.

Le 22, l'enfant est moins agité; il pousse moins de cris. Le calomel, aidé d'un lavement purgatif, a amené des selles. On a pu faire absorber une petite quantité de lait. L'enfant n'a plus les extrémités aussi froides; la température rectale est maintenant à 39°. Mais il y a toujours une extension extrême de la tête. Les pupilles continuent à réagir.

Les jours suivants, la situation se maintient à peu près la même. Le malade est constamment couché sur le côté en chien de fusil, les jambes repliées sur le ventre, mais la tête rigide en arrière; il y a également une certaine rigidité du tronc. La recherche du signe de Kernig est souvent impossible, car lorsque, ayant assis l'enfant, on cherche sans violence à étendre ses jambes, il soulève immédiatement le siège et se met en opisthotonos complet. Cependant à certains moments nous avons pu constater l'absence de ce signe et nous avons pu sans force étendre les jambes dans la position assise. Il n'y a pas d'exagération des réflexes rotuliens. La connaissance revient peu à peu; l'enfant, quoique généralement assoupi, reconnaît les siens. Il prend un peu de lait, mais, ne pouvant déglutir facilement en raison de la position anormale de la tête, de lui-même il se dresse debout dès qu'il s'agit d'avaler une goutte de liquide. Pas de paralysie, toujours pas de symptômes oculaires. La température varie toujours peu entre 38°6 et 39°. A deux reprises s'est produite une légère épistaxis. Grâce au calomel et aux lavements, l'enfant vient assez régulièrement du corps. Chloral, bromure, quinine.

Le 5 mars, c'est-à-dire le quinzième jour de la maladie, à 8 heures du matin, nous pratiquons une ponction lombaire dans l'espace lombo-sacré. Malgré l'agitation de l'enfant nous pénétrons facilement. Par suite d'une blessure probable d'une veine, il vient d'abord un peu de sang, puis du liquide rachidien teinté de rouge dont nous retirons 25 centimètres cubes environ. L'enfant, un peu fatigué de la contention nécessitée par l'opération, un peu pâle le soir, a une température de 38°6 à 7 heures du soir.

Les jours qui suivirent la ponction, l'état parut très légèrement amendé. La température ne dépassa pas 38°6 et, pendant quelques jours, l'extension de la tête fut moins accentuée. En même temps l'alimentation se faisait mieux.

Vers le milieu de mars, la température se mit à baisser ; le 18, nous notions seulement 37°6. Mais, d'autre part, l'enfant s'affaiblissait progressivement et se nourrissait de moins en moins. La prostration augmente. La vue paraît de plus en plus compromise et bientôt l'enfant ne paraît plus y voir du tout.

Cependant au milieu de cet état de marasme, survint, vers le 26-28 mars, une détente remarquable : l'enfant reconnaît les siens, parle, nomme les objets qu'on lui présente, preuve de l'intégrité actuelle de la vision. Cet état ne persiste pas ; la prostration et le coma s'établissent à nouveau et la mort survient le 2 avril.

Observations bactériologiques. — La ponction lombaire nous donna un épanchement légèrement sanguinolent. Quand, quelques heures après l'opération, nous l'avons examiné, un caillot était au fond du tube et avait entraîné dans ses mailles fibrineuses tous les éléments figurés ; le liquide était absolument limpide, clair comme de l'eau de roche. Le caillot était entouré d'un sédiment floconneux.

L'examen microscopique de ce sédiment ne nous fit constater que des globules sanguins, mais pas un seul globule de pus. Pas non plus de formes microbiennes, ni diplocoques, ni bacilles de Koch. L'examen de quelques fragments du caillot ne nous donna pas de résultat différent. Cependant un cobaye fut inoculé séance tenante sous la peau : il était en parfait état de santé après plus d'un mois.

Suivant une pratique recommandée par Netter, nous avons placé dans l'étuve à 37° le tube renfermant le liquide retiré par la ponction lombaire, sans aucune addition. Au bout de trente-six heures l'exsudat, limpide tout d'abord, était devenu légèrement louche; par agitation, on y déterminait des ondes soyeuses.

Des préparations de ce liquide, portées sous le microscope après coloration appropriée, ont présenté à notre observation des amas de diplocoques : les couples microbiens semblent comme agglutinés par une substance d'apparence gélatineuse plus faiblement colorée.

Ces diplocoques nous sont apparus avec des caractères identiques à ceux des méningocoques isolés de l'exsudat méningé de notre premier malade et à ceux du diplocoque intracellulaire de Weichselbaum : éléments en grains de café accouplés par leur face plane, de volume variable, se décolorant par la méthode de Gram ; les cultures en différents milieux nous ont donné dans ce dernier cas des résultats conformes aux précédents.

OBSERVATION III

(Publiée par le Dr Pagliano, *Marseille médical*, 1900, p. 322.)

P..., garçon de huit ans, demeurant rue Peirier.

Congestion pulmonaire, il y a deux ans; enfant chétif; parents sains.

Aucun phénomène prodromique.

23 mars 1900. — Il est très bien portant le matin; il va s'amuser l'après-midi dans le bassin de Castellane et rentre chez lui tout mouillé. Sa mère le met au lit et cherche à le faire transpirer. Il est pris de vomissements dans la soirée.

Je le vois dans le courant de la nuit; ses parents viennent de le trouver sans connaissance dans son lit; ils n'ont vu aucune convulsion. Coma complet; aucune réaction; aucun mouvement spontané; raideur nulle part. Sensibilité nulle, les cornées sont insensibles; pupilles égales, moyennement dilatées. Yeux convulsés à droite. Respiration irrégulière et très superficielle; battements cardiaques irréguliers; pouls très petit; face pâle; refroidissement périphérique. Médication excitante: acétate d'ammoniaque, éther, frictions, etc.

24 mars. — Quelques heures après, apparaissent les phénomènes d'excitation. Pas de convulsions, mais agitation perpétuelle de tous les membres. Pas de contractures vraies; mais, quand on veut faire asseoir le malade, cris et efforts considérables de défense. Il y a une forte tendance à l'opisthotonos; il faut trois personnes pour maintenir la position penchée en avant. Le signe de Kernig n'est pas net. Il est difficile d'être renseigné sur la sensibilité, le malade criant dès qu'on le touche. La perte de connaissance n'est pas absolue comme dans la nuit; le malade ne répond pas quand on lui parle et n'obéit pas, mais il appelle sa mère, demande à boire, cherche à se couvrir quand on le découvre.

Selles obtenues facilement par le calomel. Urine au lit. Rien au poumon. Pouls tantôt à 80, tantôt à 100.

25 mars. — État à peu près semblable; yeux franchement convulsés à droite; les réflexes rotuliens ne sont pas exagérés.

26 mars. — Même état psychique que précédemment, mais moins d'excitation. Apparition de phénomènes paralytiques: pupille gauche plus dilatée que la droite, œil gauche regarde un peu en bas; paralysie de la face et du bras gauche; jambe intacte. Signe de Kernig. Selles toujours faciles.

La ponction lombaire, pratiquée par le Dr d'Astros, donne issue à 8 centimètres cubes environ de liquide louche.

17 mars. — La paralysie gauche s'est accentuée; elle est totalement hémiplégique; insensibilité absolue de ce côté; cornée gauche insensible. T. 37°8. P. 128.

Eruption d'herpès très confluente sur la face et l'oreille du côté gauche; cette dernière est tuméfiée.

28 mars. — Hémiplégie stationnaire; la jambe et la cornée gauches sont un peu sensibles. Ataxie pupillaire.

Etat cérébral semblable; pas de réponse aux interrogations, mais l'enfant demande à boire et appelle sa mère; il crie de temps en temps; d'ailleurs moins d'excitation. Tête tournée à gauche, presque contracturée.

Selles toujours abondantes sans purgation. Eruption d'herpes abondante sur l'oreille droite. T. 37°3. P. 94.

Il y a eu, depuis la nuit, six à huit crises de convulsions localisées, semblables à celle à laquelle j'assiste pendant ma visite. Les convulsions sont limitées à la face; elles commencent par la fixité des yeux, puis se produisent des mouvements labiaux semblables aux mouvements de mastication des lapins; enfin, les secousses s'étendent à tous les muscles de la face. Il n'y a eu aucune secousse dans les membres. Durée, une à deux minutes.

29 mars. — T. 38°9. P. 116.

Hémiplégie motrice et sensitive semblable; état psychique aussi; moins d'excitation cependant. Les convulsions se répètent et augmentent de durée, elles restent toutefois presque limitées à la face; quelques rares mouvements dans la main gauche. Raideur très prononcée du tronc.

L'éruption d'herpès a gagné le cou du côté gauche. Rien au poumon.

30 mars. — T. 38°1. P. 116. Les phénomènes d'excitation psychique ont presque disparu, il y a eu du sommeil à plusieurs reprises. Le regard est meilleur, les pupilles sont presque égales. Les convulsions ont cessé dans la nuit. La raideur du tronc persiste, le signe de Kernig aussi. La paralysie sensitive et motrice a presque disparu, surtout au membre inférieur et à la face. Le membre supérieur est très faible, mais il se retire

quand on le pince. Il y a même quelques mouvements spontanés.

31 mars. — T. 37°1. P. 140. La régression des phénomènes paralytiques continue, la force revient bien dans le membre supérieur gauche. L'intelligence a l'air plus éveillée, l'enfant suit des yeux ceux qui entrent et sortent; il ne répond pas, mais il demande du café, des oranges; il appelle sa mère. Il a eu du sommeil. Plus de convulsions.

Selle normale. L'herpès sèche.

1er avril. — Amélioration persiste. Selle normale dans le vase. T. 37°5. P. 100.

2 avril. — L'amélioration s'accentue. L'intelligence est revenue. L'enfant demande bien ce qu'il veut, mais il est sourd. L'hémiplégie a presque disparu, il ne reste qu'un peu de faiblesse du bras gauche dont l'enfant se sert d'ailleurs. Il y a encore de la raideur du tronc; signe de Kernig.

Selle normale. T. 38°1. P. 116.

3 avril. — L'enfant mange bien; il peut s'asseoir sans crier; raideur bien diminuée. T. 37°3. P. 92.

5 avril. — L'enfant est en pleine convalescence; plus de raideur. Si on le met debout par terre, il peut se tenir droit. La surdité persiste. T. 37°3.

19 avril. — J'ai rencontré l'enfant dans la rue, en pleine santé; il est toujours sourd.

Juin 1901 (quinze mois après la guérison). — L'enfant est actuellement bien portant; il n'a conservé d'autre tare que sa surdité. Les spécialistes qui l'ont examiné sur ce point pensent qu'elle ne rétrocédera pas.

A part la ponction lombaire, le traitement a été dans ce cas purement symptomatique, le petit malade ayant été observé dans un milieu où la balnéation n'était guère possible.

Examen bactériologique (par le Dr Engelhardt). — La ponction lombaire a donné 8 centimètres cubes d'un liquide louche, purulent, légèrement teinté en rouge par une faible quantité de sang.

A l'examen direct au microscope du liquide (immédiatement après l'opération) et du sédiment fibrineux formé après repos de quelques heures, nous avons constaté sur les préparations de très nombreux globules de pus polynucléés et quelques globules sanguins (hématies et leucocytes). Dans un certain nombre de cellules de pus sont inclus des diplocoques dont les éléments affectent la forme de grains de café juxtaposés par leur face plane.

La plupart des phagocytes renferment de deux à quatre diplocoques; quelques-uns en présentent dans leur protoplasme un nombre plus élevé. Dans une cellule en particulier, les éléments microbiens sont si nombreux que celle-ci paraît en avoir éclaté.

Des diplocoques isolés, mais en très petit nombre, sont visibles en dehors des cellules.

Tous ces méningocoques, qui répondent à la morphologie indiquée par Weichselbaum, sont décolorés par la méthode de Gram; leur volume est variable; à côté d'éléments fort petits, on en remarque de très volumineux.

Nous n'avons relevé dans aucune de nos préparations d'autres éléments microbiens, quelque procédé de coloration que nous ayons employé.

Les inoculations du liquide méningé à deux cobayes, chez l'un en injection intrapleurale, chez l'autre en injection intra-péritonéale, n'ont donné qu'un résultat négatif, de même que les tentatives de culture sur divers milieux.

OBSERVATION IV (personnelle).

(Publiée en collaboration avec le Dr Engelhardt, *Marseille médical*, 1901, p. 97.)

Observation clinique. — Marie D..., âgée de onze ans, née à Bastia (Corse) et demeurant à Marseille, rue Jean-Galand, 6, entre à l'hôpital de la Conception dans le service de M. le professeur d'Astros, le 31 octobre 1900.

Elle s'est couchée le dimanche 28 octobre avec une céphalalgie intense, qui l'a surprise en pleine santé. Le lendemain, la céphalalgie devient intolérable et dès le soir, apparaît le délire, suivi de la perte de connaissance ; les muscles de la nuque sont contracturés. Le 30 octobre, l'enfant est prise de vomissements, elle est affectée d'une constipation opiniâtre, ne cédant qu'avec peine aux lavements. Le 31 octobre au matin, elle est prise de dyspnée, respire avec efforts et pousse, de temps en temps, des cris inarticulés.

Le soir, à son entrée à l'hôpital, l'enfant présente le tableau symptomatique très net de la méningite cérébro-spinale. Elle demeure couchée sur le côté, en chien de fusil, la nuque est raide, la tête rejetée en arrière, le signe de Kernig manifeste. Les pupilles sont inégales : la gauche normale, la droite très rétrécie ; toutes deux sont complètement immobiles, insensibles à la lumière. En grattant la peau, apparaît très nettement la raie méningitique.

La langue et la bouche sont couvertes de fuliginosités : le voile du palais est recouvert d'un dépôt muco-purulent grisâtre. La respiration est un peu irrégulière, coupée par les cris hydrencéphaliques ; rien à l'auscultation des poumons.

On donne 2 centigrammes de calomel toutes les deux heures, un bain à 36° toutes les quatre heures ; application de glace sur la tête.

Le 1er novembre, les phénomènes méningitiques s'accusent, la tête est rejetée de plus en plus en arrière, le tronc est incurvé fortement en arc de cercle ; l'enfant crie dès qu'on la touche et il est impossible de vaincre la contracture des muscles tétanisés.

La température est à 36°8, le pouls à 130. Selles abondantes après un lavage d'intestin.

On continue les bains à 38°, les applications de glace sur la tête.

Le soir, la température monte à 38°4 ; le pouls est petit, aux environs de 140 à 150, irrégulier.

Le 2 novembre, on retire, par une ponction lombaire de Quincke, 8 ou 10 centimètres cubes de liquide trouble. La température est à 37°3 ; le pouls petit, à 108. L'opisthotonos est porté à l'extrême, les membres inférieurs sont fortement fléchis. État d'excitation cérébrale considérable, l'enfant s'agite constamment sur son lit et pousse sans cesse des cris aigus inarticulés.

Les bains sont supprimés à cause de la ponction lombaire ; on donne cinq centigrammes de calomel toutes les deux heures.

Dans l'après-midi, l'enfant émet une légère quantité d'urine ; depuis la veille au matin, elle n'avait plus eu de selle ni de miction.

Le soir, la température monte à 38°4 ; le pouls, très petit, bat à 124. Décès à 1 heure du matin, le 3 novembre 1900.

L'*autopsie* a été pratiquée le lendemain. Les méninges cérébrales sont congestionnées; on trouve des dépôts purulents aux confluents des sillons séparant les circonvolutions de la convexité des deux hémisphères.

A la face inférieure, les méninges sont infiltrées mais ne présentent pas de traînées purulentes ; le canal rachidien, ouvert dans sa totalité, contient un peu de liquide, mais nulle part d'exsudat purulent.

L'examen des poumons fait constater une congestion très marquée, siégeant à la partie postérieure, dans la gouttière costo-vertébrale, sur toute la hauteur des deux poumons.

Le foie présente près de son bord antérieur trois petits nodules calcifiés s'étendant de la face supérieure à la face inférieure, sous forme de tractus, longs de 2 centimètres. La rate n'est pas notablement hypertrophiée. Pas de lésions macroscopiques du cœur ni des reins.

Examen bactériologique. — La ponction lombaire, faite le 2 novembre 1900, dans la matinée, donne issue à 8 ou 10 centimètres cubes de liquide blanchâtre, légèrement trouble. Le soir, le liquide a déjà déposé au fond du tube ; le sédiment est de consistance glaireuse.

A l'examen microscopique direct de ce dépôt et du liquide rendu trouble par agitation, en préparations colorées par la méthode de Gram ou au Ziehl dilué, on ne rencontre comme éléments figurés que de nombreux leucocytes polynucléaires et une seule forme microbienne.

Ces microorganismes, au reste peu nombreux, sont des diplocoques dont les éléments offrent l'aspect de grains de café opposés par le hile. Leur volume est variable. Ils ne prennent pas le Gram. Bien qu'isolés, hors des cellules de pus, ils correspondent par leurs autres caractères au diplocoque de Weichselbaum. Pas de bacilles de Koch.

Les ensemencements, en divers milieux, ne nous ont pas donné de cultures de diplocoques. Sur quelques tubes de gélose ont poussé des colonies de staphylocoques blancs en culture pure.

Cette méningite paraît devoir être attribuée au diplocoque de Weichselbaum. Les staphylocoques que nous avons trouvés dans la culture sont dus, sans doute, à une infection secondaire.

OBSERVATION V (personnelle).

(Publiée en collaboration avec M. le professeur Boinet, *Bulletin de la Société médicale des hôpitaux de Paris*, 1901, p. 151.)

Observation clinique. — M... Paul, né à Philippeville (Algérie), âgé de dix-neuf ans, soutier à bord du vapeur *Mireille*, entre dans le service de M. le professeur Boinet, le 21 février 1901.

Antécédents. — D'après les renseignements fournis par son entourage et les détails confirmatifs donnés par le malade pendant sa convalescence, M... offre les antécédents morbides suivants. Fils naturel d'une mère arabe, on ne peut avoir que des détails insuffisants sur ses antécédents héréditaires mais il paraît certain que sa mère n'a jamais présenté de manifestations tuberculeuses.

Lui-même a toujours été assez chétif, cependant il n'accuse aucune maladie sérieuse jusqu'à l'âge de six ans ; à cette époque il a eu une première atteinte de fièvres intermittentes à Philippeville; puis les accès se sont renouvelés toutes les années vers les mois de septembre et octobre. Au mois de novembre dernier il a même dû faire un séjour assez prolongé à l'hôpital d'Alger pour des manifestations palustres.

Il a passé son enfance dans une buvette, où, dès l'âge de six ans, il s'est habitué au tabac et à l'alcool. A douze ans, cette double intoxication tabagique et alcoolique a déterminé des troubles graves. Un peu plus tard sa profession de garçon

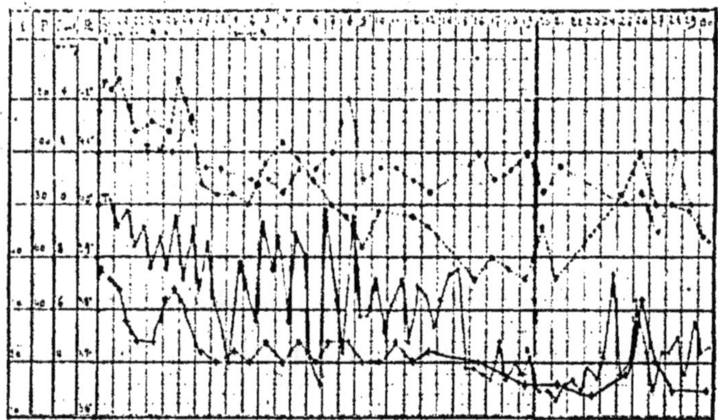

d'hôtel l'a poussé à de nouveaux excès et, pendant plusieurs années, il a absorbé une moyenne de plus de huit verres d'absinthe par jour. Il n'a jamais eu d'attaque soit d'épilepsie, soit d'hystérie. Il a toujours été indemne de toute affection vénérienne.

Pendant son dernier voyage de Londres à Marseille, il s'est refroidi, a ressenti un point de côté à droite, a eu une fièvre modérée pendant cinq à six jours, s'est alité pendant quarante-huit heures et a été envoyé dès son débarquement à l'Hôtel des Marins. Le lendemain, c'est-à-dire le 6 février, il a pu se lever; pendant les deux semaines qui ont suivi, il a été atteint de deux accès de fièvre intermittente qui ont été traités par la quinine.

Maladie actuelle. — Le 19 février, il était en parfaite santé. Le lendemain, il est pris de frissons, il se plaint d'une céphalalgie légère qui devient très violente dans la soirée ; il vomit son dîner.

Le 21, au matin, on le trouve dans son lit sans connaissance, couché sur le côté, avec des vomissements répétés. Il est aussitôt transporté dans notre service où nous constatons la position en chien de fusil, une raideur très marquée de la nuque, de l'inégalité des pupilles ; à droite on note une forte mydriase et l'abolition du réflexe lumineux ; à gauche la pupille est normale et réagit à la lumière. Le signe de Kernig est très manifeste, la raie méningitique très nette. Le malade ne pousse pas des cris hydrencéphaliques, mais il gémit dès qu'on le remue. La respiration est fréquente, mais régulière (36 à la minute).

Le pouls est régulier, fort et tendu, 124. La température atteint 40°1.

A 3 heures de l'après-midi, nous pratiquons entre la quatrième et la cinquième vertèbre lombaire une ponction qui donne issue à 2 centimètres cubes de liquide purulent, de couleur grisâtre.

Dès son entrée, nous instituons le traitement par les bains chauds à 36°-38° toutes les quatre heures, les applications de glace sur la tête, le calomel à doses fractionnées.

Le soir, mêmes symptômes ; les pupilles des deux côtés sont très dilatées et réagissent à peine à la lumière.

Le même état comateux persiste le lendemain : la position en chien de fusil est encore plus marquée et la contraction musculaire plus accentuée. Le malade se lève cependant pour uriner. Abolition complète du réflexe pupillaire et irrégularité des pupilles.

Nous constatons des fuliginosités sur les lèvres et les dents, l'absence d'éruption herpétique, la présence d'un dépôt mucopurulent abondant sur le pharynx avec adénopathie douloureuse des ganglions rétro-maxillaires droits. Selles peu abondantes.

Le pouls est régulier, dépressible, aux environs de 120. La température reste aux environs de 40°. Les urines contiennent des traces d'albumine et une énorme quantité d'urates.

Légère submatité et obscurité de la respiration à la base du poumon gauche.

Une légère amélioration survient dans la soirée et s'accentue le lendemain ; la température s'abaisse et le réflexe pupillaire réapparaît. Mais la raideur de la nuque, le signe de Kernig, la position en chien de fusil, la raie méningitique restent très marqués ; de plus, le malade se plaint de souffrir vivement de la tête.

25 février. — État stationnaire. Les pupilles sont dilatées, réagissent à la lumière paresseusement et par soubresauts.

Le pouls est régulier et rapide ; selles et mictions régulières.

26 février. — Une aggravation passagère se manifeste par une légère élévation thermique et la réapparition de l'inégalité pupillaire avec paresse et diminution du réflexe. Le malade, très prostré, ne répond que vaguement aux questions qu'on lui pose.

27 février. — Amélioration ; la fièvre baisse, le pouls, plus plein, est moins rapide, la respiration moins fréquente.

L'auscultation du cœur et des poumons ne révèle aucune lésion de ces organes.

28 février. — Le malade comprend bien ce qu'on lui demande et réclame ce qui lui est nécessaire. La raideur de la nuque, le signe de Kernig, la position en chien de fusil persistent, mais la paresse du réflexe pupillaire est moins marquée et la raie méningitique se dessine à peine.

Le 1er mars, la température tombe le matin à 37° et l'on supprime les bains. Les symptômes méningitiques notés la veille ne s'amendent pas. L'analyse des urines décèle encore des traces d'albumine et des urates en très grande quantité.

Le soir, la température remonte à 38°9 et cette rechute nécessite la reprise du traitement antérieur.

2 mars. — Les symptômes s'aggravent : la prostration, l'irrégularité du réflexe pupillaire, la raie méningitique s'ajoutent au signe de Kernig et à la contracture des muscles de la nuque et du dos. De plus, le pouls, peu fréquent, 80 pulsations, présente des intermittences et il existe des faux-pas du cœur. — Caféine 0 gr. 60 en potion.

3 mars. — Etat stationnaire. On note l'exagération des réflexes rotuliens et l'absence du signe des orteils de Babinski. Douleurs abdominales. L'arythmie cardiaque s'atténue.

4 mars. — Les pupilles réagissent normalement à la lumière. Douleurs de tête surtout occipitales. Signe de Kernig et raideur de la nuque. Crampes douloureuses dans les jambes avec hyperesthésie à la pression.

Le malade a eu hier soir une épistaxis. Sa température reste élevée. Langue légèrement saburrale; douleur abdominale surtout à la région splénique; rate très hypertrophiée, sensible à la palpation. Cependant le malade se sent appétit. Encore un peu d'arythmie cardiaque; pouls rapide et dépressible.

6 mars. — Apyrexie ce matin. Les urines ne contiennent plus d'albumine et les urates sont moins abondants.

8 mars. — On note encore la persistance de l'adénopathie cervicale rétro-maxillaire. La température est remontée.

Jusqu'au 15 mars, les constatations journalières ne révèlent pas de nouveaux symptômes. La raideur de la nuque et le signe de Kernig, quoique moins marqués qu'au début, persistent toujours. La température oscille très irrégulièrement, atteignant parfois près de 40°, d'autres fois ne dépassant pas 37°. Le pouls se ralentit et se régularise; l'arythmie cardiaque disparaît. Les douleurs abdominales disparaissent aussi mais l'alimentation est très difficile, le malade n'acceptant rien de ce qu'on lui offre. Les bains chauds ont été définitivement supprimés le 9 mars.

Le 14 et le 15 mars, on remarque que le malade est très assoupi; il se plaint de ses jambes dont les masses musculaires sont hyperesthésiées. Dans la soirée du 15 mars, la défervescence devient complète. Le malade éprouve une sensation de bien-être, toute douleur a disparu. Le signe de Kernig disparaît aussi complètement, mais la raideur de la nuque persiste toujours et la flexion de la tête n'est pas encore possible. Le 16 mars, la température tombe à 36°6, le pouls à 52.

Le 24 mars, la température monte inopinément à 38°7. Le pouls est fréquent. La raideur de la nuque persiste. Quinine 0 gr. 50.

Le 26 mars, vers 8 heures du matin, le malade perd subitement connaissance, sans aura prémonitoire. Il est très pâle, présente de l'écume à la bouche, la langue n'est pas mordue, les quatre membres sont agités de mouvements convulsifs, les yeux sont renversés; on ne note pas de miction involontaire et, après cette crise dont il ne garde aucun souvenir, le malade reste abattu, somnolent. Les pupilles sont dilatées et se contractent lentement et insuffisamment à la lumière, mais l'intégrité du réflexe pupillaire reparaît quelques heures plus tard. Légère céphalalgie frontale. La nuque reste encore un peu raide comme les jours précédents.

La température, avant la crise, atteignait 38°2; une heure après, le pouls est à 100, la respiration à 32. Quelques faux pas du cœur. Pas de troubles respiratoires ni digestifs.

La pression légère du médian droit et des masses musculaires des membres détermine de vives douleurs.

27 mars. — La température, le pouls et la respiration sont redevenus normaux; la crise ne s'est pas renouvelée.

28 mars. — Amélioration complète; la raideur de la nuque disparaît enfin. Quelques légères douleurs persistent à la pression du médian à l'avant-bras droit et des masses musculaires au mollet; un peu de céphalée frontale et occipitale inconstante.

Le 1er avril, le malade commence à se lever; il mange régulièrement et n'accuse plus qu'un peu de faiblesse musculaire.

Nous l'avons gardé jusqu'au 11 mai dans le service pour lui permettre d'achever sa convalescence et à cette date nous avons recherché soigneusement s'il existait encore des suites éloignées de cette méningite.

Nous n'avons trouvé qu'une exagération des réflexes rotuliens, et une diminution du réflexe pharyngien. Pas de clonus du pied, pas de signe de Babinski, réflexes cutanés normaux.

Le tremblement alcoolique que le malade présentait avant sa méningite et qui avait disparu pendant la période aiguë de cette affection a reparu au moment de sa convalescence. Le malade dit éprouver quelques crampes passagères localisées

Le 20 mars au matin, la fièvre est modérée : 38°4. P. 122. Mais les phénomènes méningitiques s'accentuent. M. le professeur Laget constate que la tête est très fortement renversée en arrière, le tronc est incurvé en arc de cercle ; le malade crie dès qu'on le touche et il est impossible de vaincre la contracture cervicale. Le signe de Kernig est manifeste, de même que le signe de Lasègue. Les réflexes rotuliens sont exagérés, surtout à gauche ; hyperexcitabilité de la sensibilité générale dans toutes les parties du corps. Les pupilles sont légèrement rétrécies, mais réagissent bien à la lumière ; il n'existe ni strabisme ni photophobie. Raie méningitique typique et même véritable dermographisme.

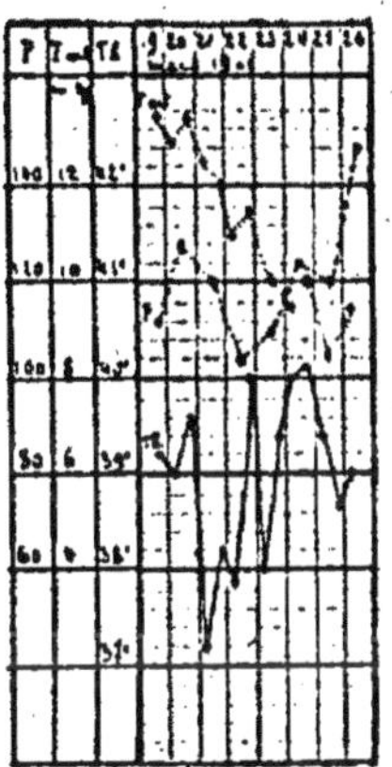

On remarque aux deux commissures labiales deux placards d'herpès ; sur la joue droite, derrière le lobule des deux oreilles et au milieu de la nuque, siègent également des zones nettement circonscrites de vésicules herpétiques, affectant dans leur ensemble la disposition d'un véritable bandeau circulaire tout autour de la tête ; phénomène sur la rareté duquel notre maître attire l'attention des élèves présents à la visite. — On donne 0 gr. 02 de calomel toutes les deux heures, bromure, lavements froids, glace sur la tête.

Le soir, l'état est stationnaire, le délire est toujours intense ;

T. 39°6 ; la peau est chaude, le pouls bat à 128. Les urines, très rares, renferment des traces d'albumine. Diarrhée abondante.

Le 21 mars au matin, la température est descendue à 37°2, les extrémités sont froides ; refroidissement périphérique frappant. Quelques nouveaux vomissements; la langue, la bouche et les narines sont couvertes de fuliginosités; dépôt mucopurulent grisâtre sur le voile du palais. La respiration est moins régulière, entrecoupée de cris inarticulés.

Le soir T. 38°2. P. 120. Tension 12. Même traitement.

Le 22 mars, au matin, l'opisthotonos est porté à l'extrême, les jambes sont fortement repliées sous les cuisses, la contracture s'étend aux membres supérieurs. Excitation cérébrale toujours considérable. La diarrhée et la dysurie persistent. P. 106. T. 37°9.

Nous retirons, par une ponction lombaire de Quincke, 30 centimètres cubes de liquide trouble, séro-purulent, non sanguinolent. Cette opération semble avoir un effet salutaire sur les phénomènes d'excitation : le soir, le délire est beaucoup plus calme, les pupilles se contractent mieux, les extrémités sont plus chaudes, la température est remontée à 40°. La nuit est relativement bonne, le malade boit avec avidité, les urines sont plus abondantes (900 centimètres cubes dans la nuit).

Le 23 mars, T. 38°. P. 110. Il n'a plus eu de selles depuis douze heures; affaissement assez marqué, mais persistance du signe de Kernig et des contractures des membres et de la nuque. La pupille gauche est plus rétrécie que la droite. Dans la journée le malade fait sous lui et rejette ce qu'il boit. Le soir T. 39°4.

A partir du 25 mars, le coma s'installe progressivement, en même temps que l'arythmie et la rapidité du cœur augmentent. Le malade meurt dans la matinée du 26 mars, au milieu des phénomènes organiques que nous avons décrits, avec une température agonique de 39° et un pouls presque insaisissable au-dessus de 140.

Autopsie pratiquée le lendemain. A l'ouverture de la dure-mère cérébrale, il s'écoule très peu de liquide. Le cerveau enlevé, on voit sur sa face convexe une congestion très marquée des grosses veines superficielles et une fine arborisation des capillaires sur les circonvolutions.

Des placards purulents siègent sur toute la convexité des deux hémisphères et notamment à la rencontre des scissures et le long des vaisseaux. A la base, quelques stries de pus existent également au niveau du chiasma, à l'émergence des nerfs, ainsi que derrière le bulbe.

Le canal rachidien, ouvert dans sa totalité, contient un peu de liquide louche. La moelle est revêtue dans toute son étendue d'un exsudat fibrino-purulent assez épais et continu. La région des renflements cervical et lombaire est comme enserrée dans un véritable manchon de pus.

L'examen minutieux des reins, du cœur, du foie, de la rate et de l'intestin ne révèle aucune lésion macroscopique. Seuls les poumons sont congestionnés à leur base.

Examen bactériologique (par M. le Dr Engelhardt). — La ponction lombaire faite, aseptiquement, cinq jours après le début de la maladie, a donné issue à 30 centimètres cubes de liquide trouble séro-purulent.

Au moment de l'examen, trente-six heures après la ponction, le liquide était limpide, mais au fond du tube qui le contenait s'était déposé un sédiment floconneux et jaunâtre, d'aspect pulvérulent, entourant des filaments de fibrine. Sous le microscope, après coloration à la thionine, ce sédiment, fixé sur lames, est apparu composé de très nombreux globules de pus, dans la plupart desquels étaient inclus des couples de microorganismes affectant la forme de grains de café opposés par leur face plane. Quelques leucocytes contenaient jusqu'à douze de ces diplocoques. Il n'en existait point hors des cellules. Ces diplocoques restent décolorés après emploi de la méthode de Gram.

L'exsudat méningé a été ensemencé sur gélose. Un seul des tubes a cultivé après quarante-huit heures d'étuve à 37° ; au fond du tube s'est développée une colonie transparente, jaunâtre et humide, qui, le quatrième jour, formait une petite plaque de même aspect et de consistance crémeuse.

Cette colonie était uniquement formée de couples microbiens en tout semblables, par leur morphologie et leurs colorations, aux diplocoques intracellulaires du liquide céphalo-rachidien. Dans les préparations, ils étaient isolés ou disposés en amas ou en tétrades. Le volume des éléments était très variable.

Enfin, le liquide de condensation présentait un léger trouble; son examen au microscope a donné les mêmes résultats que celui de la colonie.

En résumé, tous les caractères du diplococcus intracellularis meningitidis de Weichselbaum.

OBSERVATION VII (inédite).

Observation clinique (due à l'obligeance de M. E. Hawthorn, interne des hôpitaux). — Anna M..., âgée de douze ans, Italienne, demeurant boulevard de Strasbourg, 2, entre à l'hôpital de la Conception dans le service de M. le professeur d'Astros, le 18 avril 1901.

Le 16 avril, vers midi, l'enfant a été prise brusquement de maux de tête violents, de douleurs le long de la colonne vertébrale et de vomissements répétés. Elle a dû se coucher aussitôt. Le deuxième jour, les vomissements ont continué et une exulcération, qui persiste encore à son entrée, se produisait à la lèvre inférieure. Le lendemain, troisième jour, agitation extrême, délire. L'enfant est amenée à l'hôpital.

A son entrée, l'enfant est très prostrée, mais pousse continuellement des cris. Elle demeure couchée en chien de fusil; si on l'étend sur le dos, elle rapproche ses cuisses par un mouvement d'adduction, tandis qu'elle porte les talons en dehors pour éviter l'extension des membres inférieurs. Signe de Kernig très net. Flexion du tronc douloureuse. Contracture et raideur de la nuque. Ventre rétracté en bateau, un peu douloureux à la pression. Pupilles moyennement dilatées, ne réagissant pas à la lumière. Réflexe rotulien aboli; pas de signe de

Babinski. Hyperesthésie à la douleur. Pas de raie meningitique.

Température 38°8. Rien aux poumons. La langue est blanche, humide. Pas de vomissements ni de diarrhée.

Calomel à doses fractionnées : 5 centigrammes toutes les heures. Potion avec 0 gr. 30 de musc.

19 avril. — Mêmes symptômes; pouls à 96. On institue le traitement par les bains à 37°.

Le soir, le pouls présente quelques irrégularités, faux pas et intermittences.

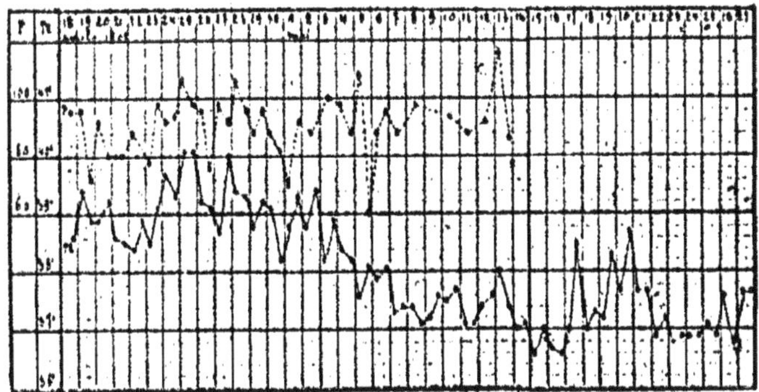

20 avril. — Agitation extrême. Rigidité absolue de la nuque et de toute la colonne vertébrale. La recherche du signe de Kernig est très douloureuse.

Le pouls est meilleur ce matin ; la température est aux environs de 39°.

On pratique à 10 heures du matin la ponction lombo-sacrée qui donne issue à 23-24 centimètres cubes de liquide purulent. La tension artérielle assez faible avant la ponction — 9 centimètres de Hg — s'est relevée immédiatement après jusqu'à 11 centimètres.

Tout le jour, l'enfant reste très agitée. Les pupilles, moyennement dilatées, réagissent peu à la lumière.

Les jours suivants, symptômes stationnaires, mais l'agitation diminue et le délire disparaît. Le 22, l'enfant commence à répondre aux questions.

Le 23 avril, amélioration notable. Abaissement de la température, 38°4. La nuque est moins raide. On continue les bains à 36°.

25 avril. — Après une brève rémission, la température remonte ce matin au-dessus de 40°. Le pouls est relativement assez lent.

Nouvelle ponction lombaire sans résultat, ne donnant que quelques gouttes de sang.

29 avril. — Tous ces jours-ci l'enfant est calme, mais elle continue à souffrir de la tête et de la nuque. Les variations du pouls sont presque nulles ; il demeure toujours assez lent relativement aux hautes températures de la malade.

1er mai. — Hier après midi, l'enfant a beaucoup moins souffert de la tête ; elle a pu s'asseoir seule sur son lit et ne présentait pas alors le signe de Kernig.

Aujourd'hui la céphalalgie est redevenue violente, le signe de Kernig est très marqué.

Dans l'après-midi, l'enfant présente à quatre reprises des crises convulsives d'une durée de trente à quarante secondes, caractérisées par des mouvements toniques des quatre membres ; les yeux sont avulsés en haut, mais pas de contractions de la face.

Le pouls est petit, un peu irrégulier.

On donne des bains à 33° assez prolongés. Calomel 0 gr. 30 en dix paquets. Musc, 0 gr. 30.

Le 2 mai. — Prostration très accentuée. La céphalée, la raideur de la nuque, le signe de Kernig persistent toujours ; la paresse du réflexe pupillaire a disparu. Le pouls est encore petit.

3 mai. — État stationnaire. Essai infructueux de ponction lombaire.

4 mai. — La nuit a été bonne ; la céphalée a diminué ; la malade peut, sans douleur, imprimer à sa tête de légers mouvements de latéralité.

7 mai. — L'amélioration s'accentue ; la température baisse progressivement.

On continue à donner un bain à 38° toutes les quatre heures.

8 mai. — Apyrexie.

12 mai. — La défervescence se maintient ; le pouls bat entre 80 et 100 pulsations à la minute.

La souplesse de la nuque a augmenté, mais le signe de Kernig persiste.

Quatre bains à 38° par vingt-quatre heures.

13 mai. — Ce matin, élévation thermique à 38°4 ; pouls 120. L'état général reste bon néanmoins. Pas de céphalée, la nuque est encore un peu douloureuse. Bains chauds toutes les quatre heures.

20 mai. — Malgré quelques jours de reprise de la fièvre aux environs de 38°, l'état général est assez bon. Le signe de Kernig persiste, ainsi qu'une certaine raideur de la nuque ; mais l'enfant peut être assise assez facilement.

Les forces ont considérablement diminué. Hier et aujourd'hui, vomissements bilieux.

Deux bains chauds par jour. Pointes de feu le long de la colonne vertébrale.

27 mai. — De temps à autre ces jours-ci, se produisent des vomissements bilieux. Selles diarrhéiques peu fréquentes. Ventre en bateau. Signe de Kernig. Dépérissement général très prononcé.

29 mai. — La langue est très sèche ; la malade ne prend presque aucun aliment et demeure dans un état de marasme.

Injections de sérum artificiel : 50 centimètres cubes par jour.

31 mai. — Poussée fébrile ces deux derniers soirs.

4 juin. — Le signe de Kernig persiste toujours. Raideur de la nuque à la flexion seulement ; l'enfant ne garde pas constamment la position en chien de fusil. Abolition du réflexe rotulien.

8 juin. — L'enfant n'a plus vomi depuis quelques jours. La langue est plus humide ; l'appétit apparaît.

13 juin. — Le signe de Kernig persiste ; la raideur de la nuque a disparu.

On a commencé l'alimentation qui est bien supportée ; pas de vomissements ni de diarrhée. Le pouls est bon.

25 juin. — Vives douleurs à la nuque ; on applique quelques pointes de feu.

28 juin. — Les douleurs ont disparu ; persistance constante du signe de Kernig.

10 juillet. — État stationnaire. Un abcès de la paroi abdominale a déterminé un vaste décollement.

Le signe de Kernig persiste, mais il n'y a pas de température ; la langue est humide et bien dépouillée ; deux à trois selles par jour. Pouls lent et plein.

Aujourd'hui, l'enfant se plaint à nouveau de vives douleurs à la nuque qui est un peu raide. Pointes de feu.

11 juillet. — L'enfant a vomi deux fois. L'appétit reste bon.

13 juillet. — État des organes sensoriels : audition normale. Vision : accommodation à la distance normale ; accommodation à la lumière paresseuse à droite ; le champ visuel ne paraît pas rétréci. État intellectuel : humeur très maussade ; mais l'intelligence ne paraît pas amoindrie.

15 juillet. — La douleur et la raideur cervicales ont persisté. L'état général est stationnaire.

A une heure après-midi, l'enfant se met à pousser des cris violents puis tombe dans un état de torpeur voisin du coma ; douze à quinze inspirations par minute.

Cœur énergique et régulier. La malade entend, mais ne répond que si l'on insiste énergiquement. Pas de modifications des réactions oculaires. Pas de paralysie ni de contracture en aucune partie du corps ; mais si l'on essaie de l'asseoir, le signe de Kernig apparaît très exagéré et la malade crie fortement.

Vers le soir, l'encombrement bronchique apparaît et le décès survient sans crise à 9 heures du soir.

L'autopsie n'a pu être faite à cause de l'opposition formelle de la famille.

Examen bactériologique (par le Dr Engelhardt). — La ponction lombaire donne 23-24 centimètres cubes de liquide purulent, dont le premier jet entraîne un fragment d'exsudat épais jaune verdâtre.

L'examen direct du liquide montre un grand nombre de leucocytes polynucléaires et des diplocoques répondant en tous points à la description du diplocoque de Weichselbaum, intracellulaires, ne prenant par le Gram.

L'ensemencement sur gélose a donné après quarante-huit heures à 37° des cultures présentant les caractères classiques.

OBSERVATION VIII (Inédite)

(Due à l'obligeance de M. le Dr Alezais, médecin des hôpitaux.)

Jeune homme de vingt-trois ans, est pris le 24 avril 1901 de frissons, céphalalgie et fièvre.

26 avril. — Crachats marmelade d'abricots, crépitants fins au sommet droit. T. 39°. — Ventouses scarifiées, quinine, oxyde blanc d'antimoine.

27 avril. — Souffle, crachats rouillés, délire léger. La pneumonie évolue normalement jusqu'au 1er mai.

2 mai. — Nausées, délire, inégalité pupillaire, la pupille droite plus grande que la gauche ; insomnie. Glace sur la tête.

3 mai. — T. 38°. R. 40. P. 100. Délire violent, le malade cherche à se lever. Signe de Kernig ; contracture des membres supérieurs ; convulsions de la face. On fait une ponction lombaire à 4 heures du soir et l'on retire 15 centimètres cubes de liquide parfaitement clair. Dans la nuit délire violent et insomnie.

4 mai. — R. 32. P. 98. L'intelligence est conservée mais le malade ne peut parler ni sortir la langue. Le soir il dort un peu. Il a des spasmes de la face quand il essaie de parler.

5 mai. — Amélioration notable. T. 38°.

6 mai. — La fièvre a disparu ; le malade peut dormir.

7 mai. — État pulmonaire très satisfaisant ; la pneumonie est guérie.

8 mai. — Le malade se remet peu à peu, mais il a de la diarrhée qui persiste. Cependant la convalescence est complète et se maintient jusqu'au 14.

14 mai. — La fièvre reparaît et l'on constate un nouveau foyer pneumonique. L'état s'aggrave, le malade prend un aspect typhoïde et succombe le 20 mai.

L'examen microscopique du liquide de la ponction lombaire, fait par M. Hawthorn, interne des hôpitaux, a montré l'absence de cellules, lymphocytes ou polynucléaires.

Il existait, par contre, quelques diplocoques arrondis. Le liquide céphalo-rachidien, mis à l'étuve, s'est troublé en quarante-huit heures et l'examen de cette culture a montré des diplocoques arrondis ou en grains de café, ne prenant pas le Gram, présentant le type Weichselbaum. Pas de développement sur gélose.

OBSERVATION IX (inédite).

Observation clinique (due à l'obligeance de M. E. Hawthorn, interne des hôpitaux). — Anna P..., treize ans, demeurant rue Curiol, 67, entre à l'hôpital de la Conception dans le service de M. le Dr d'Astros, le 23 mai 1901.

Aucun renseignement sur les antécédents de cette enfant qui a été recueillie par charité dans la maison qu'elle habite. Mais on nous signale que dans la famille qui la garde un cas semblable de méningite aiguë a été observé.

Il y a huit jours cette fillette a été prise de constipation demeurée jusqu'à présent rebelle au traitement; trois jours plus tard, vomissements qui durent encore, céphalalgie violente, rachialgie, vives douleurs dans les genoux. Elle ne peut plus se traîner, se couche et est amenée à l'hôpital le 23 mai.

A son entrée, nous notons la persistance de la céphalalgie et de la rachialgie. Raideur de la nuque : la tête ne peut être fléchie ni tournée sans de vives douleurs. Le signe de Kernig est très net. Raie méningitique. Exagération du réflexe rotulien; pas de modification du réflexe pupillaire.

L'enfant a une élocution hâtive et embarrassée, son état général est déprimé. T. 40°4. Pouls rapide. La langue est sèche et saburrale; l'abdomen est souple, légèrement rétracté mais pas en bateau, douloureux à la pression dans toutes ses parties.

24 mai. — Mêmes symptômes. La malade a pris cette nuit deux bains à 32° et 50 centigrammes de calomel en 10 paquets. Un lavement donné ce matin ne l'a menée que difficilement à la selle. On continue le calomel.

Le réflexe rotulien ne paraît pas exagéré ce matin.

25 mai. — Toute la nuit, la malade a été très agitée. Opisthotonos très accentué, la tête renversée en arrière est absolument rigide. Pupilles insensibles à la lumière; vive rougeur conjonctivale.

Rien au cœur ni aux poumons. Deux selles abondantes ce matin.

La ponction lombaire donne environ 25 centimètres cubes de liquide franchement purulent.

Le soir, aucun changement dans l'état de la malade. P. 165. T. 39°4. Pupilles dilatées, insensibles à la lumière.

26 mai. — Décès à 4 heures du matin au cours d'une crise convulsive généralisée qui a duré environ quatre à cinq minutes.

Autopsie. — A l'ouverture du crâne, il ne s'écoule pas de liquide. Congestion intense de tous les vaisseaux de l'encéphale. Exsudat fibrino-purulent concret, recouvrant à peu près toute la surface de l'encéphale et formant une gaine continue à la moelle tout entière. Les ventricules du cerveau et le sac arachnoïdien inférieur sont remplis de liquide purulent épais.

Pas de lésions viscérales macroscopiques, sauf une congestion très marquée de la rate.

Examen bactériologique (par le Dr Engelhardt et A. Raybaud).

— La ponction lombaire a donné 25 centimètres cubes de liquide franchement purulent, renfermant des flocons de pus concret assez volumineux.

L'examen direct de ce liquide montre des leucocytes polynucléaires et des diplocoques très abondants ; ces cocci, en grains de café, sont intracellulaires; on ne leur distingue pas de capsules ; ils ne prennent pas le Gram.

L'ensemencement en tubes de gélose inclinés a donné, après quarante-huit heures d'étuve à 37°, de nombreuses colonies types de diplocoques de Weichselbaum. A l'examen microscopique de ces cultures, on constatait des diplocoques de grosseur variée, isolés ou en tétrades, ne prenant pas le Gram. Ces colonies, réensemencées au bout de cinq jours sur gélose, n'ont pas repullulé.

Plusieurs inoculations ont été faites : 1° Une souris blanche reçoit dans le péritoine quelques gouttes de liquide purulent ; environ douze heures plus tard elle avorte et meurt dans la nuit, moins de vingt-quatre heures après l'inoculation. A l'autopsie, congestion de la rate. Par l'examen microscopique, on constate qu'il existe des diplocoques caractéristiques dans le sang, on distingue autour des diplocoques une sorte d'auréole, un halo non coloré. La mort est due à la septicémie diplococcique.

2° Une souris blanche reçoit sous la peau 1/3 de centimètre cube de pus; elle semble malade pendant les premières vingt-quatre heures, puis elle se remet; elle n'a présenté ultérieurement aucun symptôme morbide.

3° Un gros lapin blanc reçoit sous la dure-mère crânienne, après trépanation, deux gouttes de liquide purulent. Il a parfaitement survécu sans avoir jamais paru malade.

4° Un cobaye inoculé sous la peau (1/2 centimètre cube) n'a pas été malade.

Notons enfin que l'examen miscroscopique du mucus nasal recueilli pendant la vie nous a montré, au milieu d'une flore bactérienne variée, des diplocoques en grains de café, intra et extracellulaires, décolorés par la méthode de Gram.

II. — Cas avec polynucléose sans microorganismes.

OBSERVATION X

(Publiée par M. le Dr PAGLIANO, *Marseille médical*, 1900, p. 324.)

Al..., fillette dans sa neuvième année, demeurant rue Cherchell. Elle a eu des convulsions dans l'enfance ; la rougeole, il y a trois ou quatre ans. Parents sains ; cinq frères ou sœurs bien portants.

Aucun phénomène prodromique.

16 mars 1900. — Elle est prise de mal de tête et de vomissements à l'école. Convulsions dans la nuit.

Les jours suivants, elle est vue par le Dr Bourdillon qui constate les phénomènes ci-après : inégalité pupillaire, raideur très prononcée de la nuque, strabisme convergent, persistance de la céphalée, un peu de délire. Pas de paralysie, ni de contracture des membres. Les vomissements du début continuent ; rien dans les viscères. Selles obtenues par le calomel ; ventre pas rétracté. Raie méningitique.

20 mars. — L'enfant est étendue sur le dos, la tête fortement renversée en arrière et poussant des cris dès qu'on veut l'asseoir. Pas de signe de Kernig. Aucune paralysie, ni contracture des membres. Pas de troubles de la sensibilité objective.

L'enfant se plaint de céphalée ; insomnie. Aucun trouble intellectuel ; réponses très sensées.

Strabisme convergent très accusé ; pupille gauche un peu plus dilatée que la droite. Rien au poumon. Pouls régulier. Selles faciles même sans calomel ; pas d'incontinence.

22 mars. — Aucun phénomène nouveau. Suivant les jours, la céphalée et l'abattement augmentent ou diminuent. État psychique excellent ; plus de délire.

24 mars. — La petite malade se plaint de douleurs dans les jambes sans localisation précise.

26 mars. — Ces douleurs sont plus intenses. Le strabisme et l'inégalité pupillaire ont bien diminué ; la raideur de la nuque aussi. La céphalée persiste.

27 mars. — Mêmes phénomènes. Pas de signe de Kernig. T. 38°5. P. 124.

Le Dr d'Astros pratique la ponction lombaire et retire 1 centimètre cube environ de liquide séro-sanguinolent.

28 mars. — L'excitation cérébrale a repris ; délire à certains moments. Aucune paralysie ; il y a eu pendant quelques heures de la contracture des deux genoux ; les jambes ne pouvaient être étendues.

29 mars. — Malade très abattue mais répond aux questions; se plaint beaucoup de la tête. Il n'y a plus de raideur dans les jambes. Aucune paralysie ni sensitive, ni motrice dans les membres, ni dans la face ; strabisme convergent de l'œil gauche ; légère dilatation pupillaire de ce côté.

Incontinence des matières fécales.

T. 37°3. P. petit : 100.

30 mars. — Convulsions généralisées. Délire.

31 mars. — Convulsions. L'enfant a sa connaissance à certains moments et se montre docile aux ordres donnés ; délire à d'autres moments. Se plaint du mal de tête. Quand on veut l'asseoir, raideur de la nuque et du tronc ; signe de Kernig. Pas de paralysie. Un peu de constipation depuis deux jours.

T. 37°6. Pouls très petit et difficile à compter ; environ 130 pulsations à la minute.

2 avril. — Enfant très assoupie ; yeux généralement convulsés en haut et à droite. Répond aux questions ; céphalée. Genoux fléchis ; pas de paralysie. Diarrhée à plusieurs reprises. T. 37°1. Pouls 120, très petit.

3 avril. — Mort dans une convulsion.

Examen microscopique. — L'examen direct du liquide, d'ailleurs fort peu abondant, n'a fait constater que des globules sanguins et quelques globules de pus; aucune forme microbienne.

Les cultures n'ont donné aucun résultat.

OBSERVATION XI (inédite).

OBSERVATION CLINIQUE (due à l'obligeance de M. EYMIN, interne des hôpitaux). — B..., âgé de dix-huit ans, demeurant à l'Hôtel des Marins, rue Fauchier, entre à l'hôpital de la Conception, le 1er avril 1901, dans le service de M. le Dr Schnell.

Il a eu dans son enfance la rougeole et une fièvre muqueuse(?). Il y a un mois il a souffert d'une légère courbature avec un peu de fièvre.

Il est malade depuis treize jours; début graduel, avec insomnie, céphalalgie, douleurs lombaires; vomissements pendant six jours environ; constipation depuis six à sept jours; épistaxis; toux légère.

A son entrée, hébétude, état typhoïde, raideur de la nuque, signe de Kernig, inégalité pupillaire, pupilles réagissant mal, raie méningitique, soubresauts tendineux, ventre rétracté et légèrement douloureux. Un peu de bronchite diffuse. Retard de la pulsation radiale sur la systole; pouls 104.

2 avril. — Même état, subdélire. Respiration 20. Pouls 124.

3 avril, matin. — P. 108. R. 20. Moins de délire, mais soubresauts plus accentués. Inégalité pupillaire disparue. Raie méningitique moins marquée.

Ponction lombaire, liquide légèrement citrin, transparent, s'écoulant sous une certaine pression; on retire seulement 20 centimètres cubes environ de liquide, mais il en reste.

Le soir, pouls 132. Au cœur on a des groupes de systoles plus précipitées, tendance au rythme en salve. Quelques irrégularités de la respiration, des arrêts de temps à autre. Les soubresauts tendineux augmentent d'amplitude.

4 avril, matin. — Même état, légère épistaxis, le signe de

Kernig semblerait avoir diminué, d'un côté seulement. P. 120; R. très irrégulière, 24 en moyenne.

Le soir, P. 120. R. 40. Calme, les soubresauts augmentent; carphologie.

5 avril, matin. — Le signe de Kernig est moins marqué. P. 120; R. 32. Le soir P. 112.

6 avril, matin. — P. 120; R. 24.

Le soir, respiration précipitée, suspirieuse.

7 avril. — Le malade succombe dans le délire à 6 heures du matin.

L'autopsie n'a pu être faite.

Examen microscopique (personnel). — La ponction lombaire a donné 20 centimètres cubes de liquide clair, dans lequel s'est formé un léger dépôt fibrineux, au fond du tube. L'examen direct du liquide est à peu près complètement négatif; après centrifugation, on trouve, en faible quantité, des leucocytes polynucléaires et quelques mononucléaires. On ne voit aucune forme microbienne. Le liquide, placé à l'étuve, ne s'est pas troublé. Les ensemencements en bouillon, sur agar et sur agar glycériné n'ont donné aucune culture. L'inoculation de deux ou trois gouttes de liquide sous la peau d'une souris blanche et de 1/2 centimètre cube dans le péritoine d'un cobaye n'a déterminé aucun trouble morbide chez ces animaux.

OBSERVATION XII (inédite).

Observation clinique (due à l'obligeance de M. D. Olmer, interne des hôpitaux). — C. T..., âgé de trente-sept ans, demeurant à l'Estaque (banlieue de Marseille), entre le 20 avril 1901, à l'Hôtel-Dieu, dans le service de M. le professeur Fr. Arnaud.

Il est malade depuis trois jours, a souffert de la tête et a eu hier quelques vomissements. Il est agité mais n'a pas de délire véritable.

Il se présente avec des symptômes infectieux très accentués, sans lésion viscérale bien nette. Il répond très mal aux questions et se plaint uniquement de la tête.

Le signe prédominant est, avec l'agitation, un état de contracture qui s'exagère sous l'influence des mouvements. Il est impossible d'obtenir l'extension des membres inférieurs dans la position assise. Il se tient constamment couché sur le côté, de chaque côté indifféremment, en maintenant ses cuisses légèrement fléchies. Raideur très marquée de la nuque. Hyperesthésie assez marquée à la douleur et même au toucher. Les pupilles sont égales et réagissent bien à la lumière. Pas de vomissements depuis son entrée. Il n'a eu non plus ni selle, ni miction. Langue recouverte d'un enduit blanchâtre. Rien du côté des divers organes; la rate n'est pas augmentée de volume. Pas d'éruption cutanée. Pouls 94. — Calomel 0 gr. 50 en une dose.

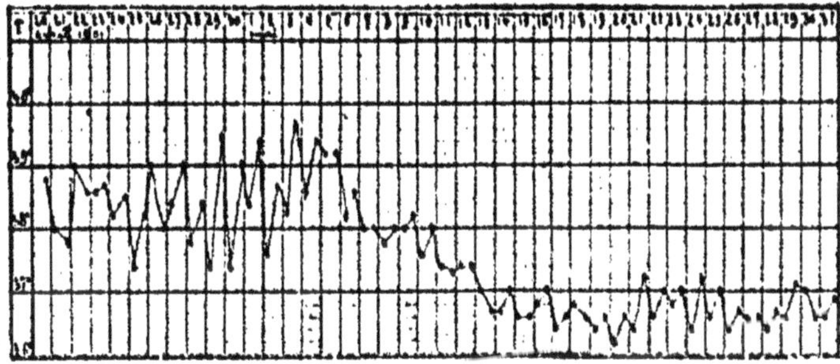

21 avril. — Les symptômes persistent. Douleur frontale. Hyperesthésie le long de la colonne vertébrale. Pas de modifications du réflexe pupillaire.

22 avril. — Signe de Kernig très prononcé. Pas de troubles pupillaires, pas de délire. Langue sèche; pas d'hypertrophie de la rate. Ventre un peu ballonné; pas de selles malgré le calomel et les lavements.

28 avril. — Signe de Kernig à peu près complètement disparu. Quelques vomissements le soir.

30 avril. — Céphalalgie ; douleur le long de la colonne cervico-lombaire.

1er mai. — Signe de Kernig à peu près disparu.

3 mai. — Les signes reparaissent.

6 mai. — Douleurs très vives. Signe de Kernig. Raideur de la nuque ; un peu de trismus. Position en chien de fusil. Les pupilles, normales, se contractent bien. Le malade entend mal. Nausées sans vomissements.

Ponction lombaire. Morphine. La journée est assez calme.

7 mai. — Quelques vomissements ce matin.

9-10 mai. — Les symptômes persistent sans atténuation. Le malade répond mal aux questions.

11 mai. — Les phénomènes cérébraux persistent. Léger strabisme divergent. Légère hypérémie des conjonctives, un peu de subictère.

Quelques vomissements. Pouls lent. Dyspnée mais pas d'irrégularité du rythme respiratoire.

13 mai. — Les contractures sont moins prononcées, mais l'état cérébral persiste.

20 mai. — État de torpeur ; affaissement, marasme, amaigrissement énorme. L'alimentation est très difficile. Incontinence des urines et des matières fécales. Le malade répond cependant assez bien aux questions qu'on lui pose.

21 mai. — Même état ; pouls petit et faible. Injections de sérum. Lavements alimentaires qui sont en partie gardés.

22 mars. — Signe de Kernig très peu marqué ; mais contracture douloureuse de la nuque et des muscles dorso-lombaires.

4 juin. — Émaciation extrême. La contracture de la nuque et des muscles sacro-lombaires persiste ; par contre le signe de Kernig est peu prononcé. Prostration, marasme.

Cautérisation ponctuée le long de la colonne vertébrale.

Mort dans le marasme le 13 juin à 5 heures du matin.

Autopsie. — On ne trouve d'exsudats en aucun point des centres nerveux. Les méninges crâniennes et rachidiennes se détachent facilement, ne sont en aucun point adhérentes. Tout au plus la pie-mère est elle dépolie en certains points.

Pas de liquide exsudé dans les ventricules latéraux. Dans le cerveau il n'y a en aucun point de collection purulente, de tumeur ou de lésion macroscopique; de même dans les autres parties du névraxe. A noter seulement une injection vasculaire très marquée. Rien d'important dans les divers organes; de la congestion, mais aucune altération notable.

Examen microscopique. — La ponction lombaire pratiquée le 6 mai a donné 10 à 15 centimètres cubes de liquide louche contenant de très nombreux polynucléaires. L'examen direct ne permet pas de retrouver de méningocoques, les cultures ne poussent pas.

OBSERVATION XIII (inédite).

(Due à l'obligeance de M. le Dr Sérer, médecin des hôpitaux.)

Mme X..., trente-cinq ans boulevard de Paris. Elle a eu une fièvre typhoïde grave à dix-huit ans et quelques accès paludéens à vingt-cinq ans, en Algérie. Son père est mort de pneumonie; sa mère, son frère et sa sœur ont une bonne santé.

Son premier mari est mort aliéné.

Le début de la maladie actuelle a été précédé de quelques prodromes : inappétence, lassitude pendant quelques jours. Le 2 mai 1901, jour où elle se remariait, elle est prise le soir de frissons et de céphalée violente.

4 mai. — T. 39°5. Céphalée très douloureuse. Vomissements, constipation. Légère raideur de la nuque, raie méningitique très nette; hyperesthésie généralisée.

5 mai. — T. matin 39°2; soir 39°7. Signe de Kernig.

6 mai. — T. rect. 39°1; 40°4. On prescrit de grands bains tièdes.

7 mai. — 40°3-40°8. Pouls à 140 avec intermittences.

8 mai. — 40°. Le soir 37°8, refroidissement périphérique.

9 mai. — 38°4-37°6.

10 mai. — 39°3-38°. Raideur de la nuque très accentuée. Photophobie intense.

11 mai. — 39°6-38°1.

12 mai. — 38°2-38°7.

13 mai. — 39°4-39°8.

14 mai. — 39°6-39°4.

15 mai. — 37°7-38°6. Troubles respiratoires; intermittences, inspirations profondes.

16-20 mai. — La température oscille assez régulièrement entre 39° et 40°.

21 mai. — 40°4-40°3. Troubles vaso-moteurs très marqués; rougeur et pâleur alternatives de la face.

31 mai. — 40°3-40°4. Ponction lombaire, rendue très pénible par l'épaisseur du pannicule adipeux de la malade et qui donne issue à 1 ou 2 centimètres cubes de liquide à peine louche.

1er juin. — 38°2-36°8.

2 juin. — Décès.

Pendant tout le cours de la maladie le signe de Kernig a été variable suivant les jours; la raideur de la nuque a été constante. Pas de paralysie, ni de contracture des membres ni de la face. Pas d'attaque convulsive. La malade a été constipée, mais n'a jamais eu le ventre en bateau.

Examen microscopique. — L'examen direct du liquide retiré par la ponction lombaire n'a montré que des leucocytes polynucléaires; pas de formes microbiennes, pas de développement dans les essais de culture sur gélose.

OBSERVATION XIV (inédite).

(Due à l'obligeance de M. Mizzoni, interne des hôpitaux.)

G... Charles, maçon, âgé de vingt-six ans, demeurant rue des Petites-Maries, entre le 6 mai 1901 dans le service de M. le professeur Villard, à l'Hôtel-Dieu.

Il est malade depuis sept jours; début par une violente céphalée et des vomissements; ceux-ci ont cessé depuis trois jours; il est très constipé.

A son entrée, on constate très nettement le signe de Kernig; douleur et raideur de la nuque et de la région lombaire. Pas de phénomènes cérébraux; pas d'inégalité pupillaire, ni de photophobie, ni de délire. Exagération des réflexes rotuliens. Ventre douloureux.

Deux jours après son entrée, on pratique une ponction lombaire qui donne issue à 10 centimètres cubes environ de liquide trouble.

Dès le lendemain de la ponction lombaire, la température s'abaisse sensiblement et les phénomènes de contracture diminuent.

La convalescence marche rapidement et G..., sort le 1er juin entièrement guéri sans conserver aucun reliquat.

L'examen microscopique du liquide retiré par la ponction lombaire a montré de nombreux leucocytes polynucléaires mais pas d'éléments bactériens.

OBSERVATION XV (inédite).

(Due à l'obligeance de M. Hawthorn, interne des hôpitaux.)

Louis G..., âgé de douze ans et demi, demeurant rue Paradis, entre le 17 mai 1901 dans le service de M. le professeur d'Astros, à la Conception. Il est malade depuis huit jours; il a eu des vomissements incessants et de la diarrhée entretenue par plusieurs purgations. Depuis la veille, il se plaint d'une violente céphalalgie et de douleurs dans les yeux; insomnie, délire la dernière nuit. La tête ne peut être fléchie.

18 mai. — Le malade entend et comprend ce qu'on lui dit mais il s'exprime très difficilement. Il se plaint de la tête; raideur de la nuque empêchant la flexion de la tête; position en chien de fusil; signe de Kernig peu marqué; les yeux sont

avulsés en haut et à droite sous la paupière supérieure, les pupilles sont élargies et ne réagissent pas à la lumière ; raie méningitique ; les réflexes rotuliens sont exagérés ; le pouls est rapide.

19 mai. — L'enfant ne comprend plus ce qu'on lui dit ; le pouls est rapide et irrégulier ; pendant la visite, il est pris d'une crise de convulsions généralisées qui dure une minute.

On fait une ponction lombaire qui donne 18 centimètres cubes de liquide.

Le soir, à 5 h. 1/2, nouvelle crise de convulsions, accompagnée d'une paralysie complète des deux membres inférieurs et du membre supérieur gauche. Cette crise ne se termine qu'à 10 heures du soir par la mort.

Opposition des parents à l'autopsie.

L'examen microscopique du liquide de la ponction a montré des globules blancs mono et surtout polynucléaires ; pas de bactéries. Le liquide mis à l'étuve est resté parfaitement stérile.

OBSERVATION XVI (inédite).

Observation clinique (due à l'obligeance de M. Turcan, interne des hôpitaux). — P. P..., Italien, âgé de vingt-sept ans, charretier, demeurant boulevard Rondel, 24, entre le 20 mai 1901 à l'hôpital de la Conception, dans le service de M. le Dr Joseph Arnaud.

Pas d'antécédents héréditaires. Nous trouvons comme antécédents personnels une syphilis douteuse et un alcoolisme très marqué.

Le 15 mai, P... est pris d'un malaise général, avec violente rachialgie; constipation opiniâtre; un peu de délire; pas de vomissements, pas d'épistaxis.

Le 20 mai, à son entrée à l'hôpital, il se présente avec une température assez élevée, 38°6, un état d'adynamie profonde ; faciès vultueux, langue saburrale, rouge sur les bords ; ventre douloureux surtout dans la fosse iliaque droite ; gargouillement ; pouls petit, dicrote.

21 mai. — Délire tranquille : le malade répond néanmoins aux questions ; la respiration est régulière, le pouls fort, légèrement dicrote. Un peu de diarrhée ocre. Urines abondantes sans albumine. Pas de taches rosées, soubresauts des tendons. Paresse du réflexe pupillaire. Raie méningitique. Pas de contractures.

22 mai. — Délire plus violent. Séro-diagnostic de Widal nettement négatif. La constipation cède au calomel ; le ventre n'est pas excavé, ni ballonné.

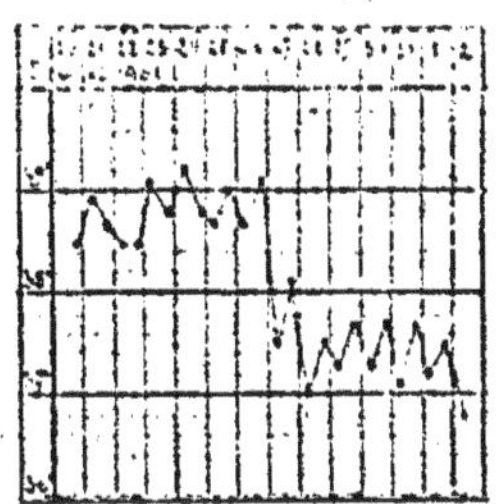

Les pupilles sont très dilatées et insensibles à la lumière. Pas de signe de Kernig. Ptosis de la paupière droite. Abolition du réflexe pupillaire.

23 mai. — Délire professionnel intense nécessitant l'emploi de la camisole de force ; il obéit cependant lorsqu'on lui dit de tirer la langue.

Un peu de raideur de la nuque ; signe de Kernig à peine perceptible. Abolition du réflexe rotulien.

24 mai. — Une ponction sacro-lombaire donne environ 10 centimètres cubes de liquide sanglant.

Bains chauds à 38°, calomel. Médication spécifique mixte en raison des antécédents douteux de syphilis.

25 mai. — Le délire persiste. Il est passagèrement calmé après les bains. Le signe de Kernig est plus prononcé. Dermo-

graphisme intense. Les pupilles sont un peu moins dilatées, mais toujours insensibles à la lumière. Abolition des réflexes. Pas de contractures des membres. Rien au poumon ni au cœur. T. 39°. P. 110.

26 mai. — Aggravation de tous les symptômes. Le malade, qui, jusque-là, avait pu, malgré son délire, répondre aux questions, ne parle plus. T. 39°.

Une nouvelle ponction du canal rachidien, entre la quatrième et la cinquième vertèbre lombaire, donne issue à 15 centimètres cubes environ de liquide légèrement louche.

27 mai. — La température tombe à 37°5. P. 104, le délire diminue. La raideur de la nuque et le signe de Kernig persistent. La paupière droite est toujours tombante.

28 mai. — T. 37°. P. 100. Disparition du signe de Kernig et de la raideur de la nuque. Les pupilles sont moins dilatées, mais toujours insensibles à la lumière. Ptosis de la paupière persistant. Le malade répond bien aux questions et demande avec insistance à manger. Urines abondantes. Plus de constipation.

31 mai. — Pas de modifications. T. aux environs de 37°5. P. 100. Encore un peu de torpeur. Furoncles multiples à la région lombaire et fessière. On commence l'alimentation.

2 juin. — Un peu de diarrhée. Abattement assez marqué. T. 36°8. P. 108.

3 juin. — T. 37°1. P. 90. Plus de diarrhée, état général meilleur. Le ptosis persiste, la pupille droite se contracte légèrement à la lumière.

7 juin. — Le développement d'un abcès à la fesse détermine une élévation thermique à 38°. P. 80.

26 juin. — Le malade sort volontairement. Son état général est excellent; mais il conserve son ptosis de la paupière droite et ses pupilles sont toujours très dilatées et réagissent à peine à la lumière.

Quinze jours après, il a été aperçu en excellent état mais toujours avec son ptosis.

Examen microscopique. — Le liquide de la première ponction était abondamment mélangé de sang et le microscope y a seulement montré des globules sanguins.

Le liquide obtenu par la seconde ponction était légèrement opalescent, montrant par agitation des ondes soyeuses. L'examen direct a fait constater des polynucléaires en notable quantité, mais pas de bactéries. Le liquide placé à l'étuve n'a pas donné de culture; les ensemencements en bouillon glycériné, sur gélose et gélose glycérinée sont demeurés infructueux. L'inoculation d'un centimètre cube de liquide rachidien dans le péritoine d'un cobaye n'a donné aucun résultat.

OBSERVATION XVII (inédite).

Observation clinique (due à l'obligeance de M. D. Olmer, interne des hôpitaux). — G. P..., journalier, italien, demeurant à Saint-Henri (banlieue de Marseille), âgé de vingt et un ans, entre à l'Hôtel-Dieu, le 5 juin 1901, dans le service de M. le professeur Fr. Arnaud, salle Saint-Joseph, n° 33.

Antécédents personnels : à neuf ou dix ans, fièvre scarlatine qui a duré vingt-cinq jours.

Depuis deux ans, il souffre d'une péritonite tuberculeuse pour laquelle il a séjourné dans divers hôpitaux, entre autres à Toulouse dans le service de M. le professeur Mossé. Il y a trois mois, il a été soigné à l'hôpital de Salon où il est resté vingt-huit jours et d'où il est parti pour l'Italie où il a passé trente-cinq jours.

La maladie actuelle a débuté le 1er juin, par une sensation de malaise et de la raideur du cou.

Le 4 juin, le malade a eu des vomissements alimentaires. Il entre le lendemain, au cinquième jour de sa maladie, avec des signes évidents de méningite cérébro-spinale. La nuque est raide, le signe de Kernig très prononcé. Le malade se couche sur le côté en chien de fusil. Il accuse de la douleur le long de la colonne vertébrale, surtout au niveau de la région lombaire.

Pas de céphalalgie. Pas de dilatation pupillaire, mais un peu de paresse du réflexe.

Le ventre est rétracté; zone étendue de matité dans l'hypocondre gauche; pas de dysphagie; selles régulières. Pas de toux, aucun signe thoracique. T. 38 6.

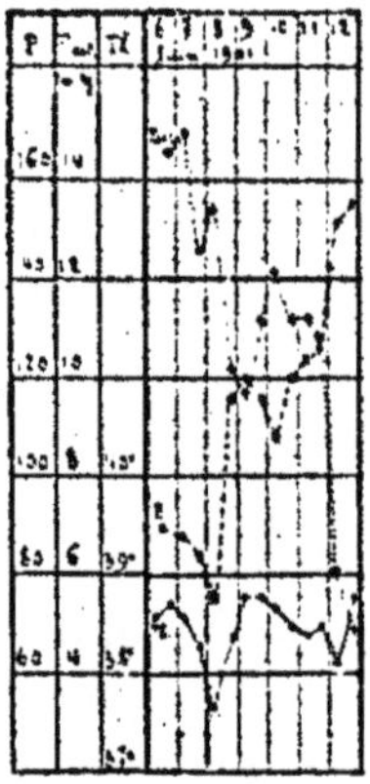

7 juin. — Le malade accuse une légère céphalalgie. Pendant la nuit, délire d'action, il se lève et demande ses habits. Position en chien de fusil; signe de Kernig très prononcé. Pas de dilatation pupillaire. Douleur le long de la colonne vertébrale provoquée par la palpation; hyperesthésie à la douleur assez nette. Pas d'exagération des réflexes.

La température est aux environs de 38°; aucun autre symptôme; pas de vomissements; le malade a eu une selle. (Calomel, 80 centigrammes.)

8 juin. — Un peu de délire d'action. Raideur de la nuque et Kernig. Transpirations profuses et sudamina.

On pratique la ponction lombaire qui est suivie de douleurs le long du trajet des sciatiques.

Le soir le malade est abattu, il souffre encore un peu des jambes et de la tête. (Calomel à doses fractionnées, 10 centigrammes en quarante-huit heures.)

9 juin. — La douleur des jambes a disparu. Le pouls est petit et dépressible ; au cœur, on perçoit un bruit de galop médiodiastolique intermittent. (Teinture de digitale, trente gouttes.)

10 juin. — Épistaxis abondante pendant la nuit. Délire de paroles. Les phénomènes de contracture sont toujours aussi marqués. Rien aux poumons ni au cœur, les bruits sont normaux et bien frappés. (Calomel, dix paquets d'un centigramme.)

Dans l'après-midi, nouvelle épistaxis assez abondante pour nécessiter un tamponnement antérieur des fosses nasales.

11 juin. — État stationnaire. Le délire persiste.

12 juin. — Le malade est plus affaissé. Son pouls est petit et très fréquent. Les bruits du cœur sont assez énergiques mais le rythme est embryocardique. Peu de dyspnée. Hoquet.

Pas de vomissements ; il avale même assez bien.

Les pupilles sont dilatées et réagissent mal à la lumière ; pas de strabisme. Soubresauts des tendons. Paralysie vésicale et intestinale. (Acétate d'ammoniaque, éther.)

Le malade succombe le 12 à 11 heures du soir.

Autopsie le 14 juin à 8 heures du matin.

Moelle. — Exsudats purulents à la partie antérieure de la moelle, surtout abondants à la région lombaire.

Cerveau. — Injection vasculaire. Pas d'exsudats sur la convexité ni à la base ; quelques exsudats au niveau de la partie antérieure des pédoncules cérébraux, de la protubérance et du bulbe. Exsudats fibrineux dans les ventricules latéraux qui contiennent en abondance un liquide louche contenant des flocons purulents.

Pas de tubercules appendus à la sylvienne ni en aucun point du cerveau.

Péritonite tuberculeuse chronique à forme fibro-caséeuse. Pas d'épanchement en aucun point. L'épiploon est transformé en une masse épaisse, caséeuse. Tous les viscères abdominaux sont reliés entre eux par des adhérences très denses qu'il est impossible de détacher (foie, estomac, intestin, rate). Semis de granulations tuberculeuses caséifiées sur l'intestin. Masses caséeuses infiltrant le feuillet pariétal du péritoine surtout dans l'hypocondre gauche. Quelques tubercules caséeux dans la rate, pas de tubercules dans le foie ; un gros tubercule caséifié dans le rein droit, au voisinage de l'écorce.

Des adhérences assez denses unissent la face convexe du foie au diaphragme, à la plèvre et au poumon droit. Semis de petites granulations tuberculeuses sur les deux feuillets de la plèvre droite. Quelques rares granulations sur le feuillet pariétal de la plèvre gauche.

Dans les poumons on ne constate que deux ou trois tubercules scléreux au sommet droit.

L'examen microscopique du liquide obtenu par position lombaire a montre uniquement des leucocytes polynucléaires ; pas de bactéries ; les essais de culture n'ont donnés aucun résultat ; l'inoculation au cobaye est restée sans effet.

III. — Cas dans lesquels la ponction lombaire n'a pu être faite.

OBSERVATION XVIII (inédite).

(Due à l'obligeance de M. le Dr Sépet, médecin des hôpitaux.)

Enfant de deux ans, demeurant rue Saint-Sépulcre, nourri par sa mère qui est en bonne santé ; entérite légère au sevrage ; rougeole.

Le 2 janvier 1900, début brusque par des vomissements abondants et de la fièvre.

3 janvier. — T. rect. 40°5. Rien à l'auscultation.

4 janvier. — T. matin 40°1, soir 39°8. Agitation constante,

cris. Vomissements spontanés, sans efforts; constipation opiniâtre; ventre en bateau, raie méningitique. Pas de signes d'auscultation, pas de toux; pas d'abcès otique; rien à la gorge.

5 janvier. — T. 39°9-40°2. Photophobie intense: dès qu'on approche une lumière ou qu'on entr'ouvre les rideaux, l'enfant pousse des cris. Attitude en chien de fusil; signe de Kernig: raideur de la nuque, la tête est renversée à angle droit.

6 janvier. — T. 40°4-40°2. Attaque éclamptique. Troubles oculaires. Dilatation de la pupille et ptose de la paupière supérieure à droite.

7 janvier. — T. 40°1-39°8. Parésie du bras et de la jambe gauche. Malgré l'hyperesthésie cutanée généralisée, l'enfant ne remue ces membres qu'après deux ou trois pincements.

8 janvier. — T. 39°5-39°1.

9 janvier. — T. 40°7. Nouvelles convulsions. Strabisme divergent.

10 janvier. — T. 38°6-38°3. Amélioration.

11 janvier. — T. 38°2-38°1.

12 janvier. — T. 36°8. Tous les signes ont disparu. L'enfant entre en convalescence. Guérison parfaite sans reliquat.

OBSERVATION XIX

(Publiée par M. le Dr Pagliano, *Marseille médical*, 1900, p. 321.)

Fillette de cinq ans environ, demeurant rue de la Martinique (quartier Vauban). Un frère était mort de méningite quelques années auparavant.

Début brusque dans la nuit du 16 mars 1900 par des vomissements et des convulsions. Des signes très nets de méningite cérébro-spinale apparaissent ensuite: céphalée, strabisme, raideur de la nuque, signe de Kernig, etc. La malade a présenté des alternatives d'aggravation et d'amélioration, mais elle n'a pu être suivie et le résultat final est inconnu.

OBSERVATION XX (inédite).

(Due à l'obligeance de M. le Dr Coste, médecin consultant des hôpitaux.)

La nommée M.., âgé de trente-six ans, habitant place d'Aix, sans antécédents pathologiques particuliers ; un de ses frères est mort en 1896 de pneumonie, dans la même maison ; sa mère est morte de pneumonie en novembre 1899, dans la chambre qu'elle occupe.

Après deux jours de courbature, elle est prise, le 2 avril 1900, d'une raideur très marquée de la nuque et des muscles dorsaux, simulant un véritable opisthotonos. Léger trismus. Légère contracture des membres supérieurs avec douleurs articulaires des poignets et des coudes mais sans gonflement. T. 39°. Réflexe pupillaire intact.

Le lendemain, la contracture des membres est plus marquée; les autres symptômes persistent.

Le 4, douleurs dans les genoux; légère contracture des membres inférieurs. Pas de signe de Kernig. T. 38°39°.

Le 9, légère amélioration dans tous les symptômes. La température est revenue à la normale.

11 avril. — L'amélioration s'accentue et va en augmentant tous les jours.

Le 21 avril, la malade est entièrement guérie. Depuis lors l'état de cette malade n'a cessé d'être excellent (juillet 1901).

OBSERVATION XXI

(Publiée par M. le Dr L. D'Astros, *Marseille médical*, 1900, p. 380.)

Il s'agit d'un enfant de neuf ans, demeurant rue Montée-de Lodi, qui fut pris d'un léger malaise s'accompagnant de quelques vomissements, avec douleur de tête assez bien localisée du côté droit. On pense à une névralgie, peut-être à une atteinte mal caractérisée de grippe. Ce malaise dura une huitaine de jours ; puis tout disparut ; l'enfant parut se remettre complètement et, le 4 avril 1900, il sortait pour retourner à la pension. Le 9 avril, il était encore très bien, content, mangea volontiers le soir et s'endormit comme d'habitude.

Mais dans la nuit du 9 au 10, à 6 heures du matin, il se réveille avec des maux de tête et quelques vomissements, sans fièvre bien marquée d'ailleurs. Les parents pensent à quelque fatigue d'estomac et lui administrent un purgatif (0 gr. 50 de scammonée) et un lavement qu'il rend dans la soirée.

Dans la nuit, le 11, à 3 heures du matin, l'enfant est pris d'agitation, puis de délire et même de quelques secousses convulsives, consistant en contractions grimaçantes de la face et des yeux. La fièvre est forte, 39°5. Quelques vomissements se produisent. Le soir, l'enfant accuse des douleurs de tête, se localisant surtout du côté droit et s'étendant vers le même côté de la face, sur la tempe. Cependant, il n'y a pas de raideur manifeste de la nuque ; mais les mouvements du cou sont douloureux. Je constate nettement le signe de Kernig. La peau est chaude, le pouls est fréquent et régulier.

Le 12, les maux de tête persistent. Il y a du délire de parole ; on parvient cependant, en parlant à l'enfant, à attirer son attention.

Le 13, au matin, la fièvre est modérée, 38°2. Il existe maintenant, d'une façon très nette, de la raideur de la nuque et de la douleur spontanée et accusée par la pression sur les vertèbres cervicales. Signe de Kernig. Exagération des réflexes rotuliens. De plus, je constate un ralentissement marqué avec irrégularité manifeste du pouls. Pupilles rétrécies. Délire. Raie méningitique. — Le soir, je vois l'enfant avec mon collègue, le professeur Laget ; la situation est toujours aussi grave, les troubles du pouls, notamment, aussi caractérisés. Le diagnostic de méningite ne fait pas de doute. Doses légères de quinine. Bromure. Il est décidé qu'une ponction lombaire sera pratiquée si l'état grave se maintient.

Le 14, il y a plus de calme. La raideur de la nuque persiste ;

mais le pouls est redevenu régulier. La température est à 37°8.

Le 15, l'amélioration continue. Il y a toujours raideur de la nuque, de plus il y a des douleurs assez vives dans les jambes. Le soir, les douleurs dans les jambes ont disparu, mais il survient de la dysurie. Le petit malade est pris de besoins fréquents d'uriner, chaque miction est très pénible par spasme probable du sphincter vésical. T. 38°6. P. 112, régulier.

Le 16, au matin, amélioration générale. La dysurie s'est calmée dans la nuit. Pas de fièvre. P. 92. Le soir un peu de fièvre, 38°6 ; pouls 106. Les douleurs du cou et de la tempe droite persistent, ainsi que la rigidité de la nuque et le signe de Kernig. La dysurie a définitivement disparu. Mais l'enfant se plaint de douleurs dans la poitrine, dans le dos, comme de coups de poignard. Il accuse aussi quelques palpitations.

Le 18, amélioration considérable : l'enfant paraît très bien. Il ne souffre plus, il cause, n'a plus de fièvre; il demande même à manger, on l'alimente légèrement. Cela paraissait être une convalescence définitive, lorsque après deux jours d'euphorie complète, le 20, se produit un retour de tous les accidents : élévation de température, douleur de tête, vive agitation, cris, etc. Cela paraît une véritable rechute.

Cette nouvelle crise dure dix-huit heures environ, puis le calme revient à nouveau. A partir de ce jour la maladie revêt une forme absolument intermittente, sans périodicité nette cependant. Après vingt-quatre, trente-six, quarante-huit heures de calme, les crises se reproduisent, constituées par l'élévation de température, les douleurs de tête, un peu de délire, la raideur de la nuque, du myosis, etc. Dans l'intervalle des crises, accalmies en apparence complètes, où tout symptôme fébrile ou douloureux disparaît, mais durant lesquelles on peut constater la persistance du signe de Kernig, un léger degré de raideur du tronc et un peu de douleur à la pression des vertèbres cervicales.

Cependant les crises, quoique se répétant, allaient toujours en s'atténuant comme intensité et tout faisait prévoir que le mal allait s'éteindre, lorsque, le 1er mai, à 4 heures du matin, après avoir dormi calme jusque-là, l'enfant est pris d'une crise violente, plus forte que les précédentes, rappelant la crise initiale du 11 avril par son intensité, avec température élevée à 40°, douleur, etc. Le soir, un peu d'amélioration.

Le lendemain, 2 mai, tout était terminé. Cette crise violente fut la dernière, à partir de ce jour l'amélioration s'accentua tous les jours, les douleurs de tête cessèrent complètement, les mouvements du cou devinrent absolument libres. Le signe de Kernig fut le dernier à disparaître. Bientôt l'enfant s'alimenta. Au bout d'une dizaine de jours, il put se lever. Il est actuellement bien, sans reliquat d'aucune sorte.

Plus d'un an après, en juin 1901, l'enfant était toujours en bonne santé. Il s'est normalement développé au point de vue intellectuel comme physiquement. Pas de reliquat d'aucune sorte de son affection.

Bien que la ponction lombaire n'ait pas été faite et qu'on n'ait pu avoir d'examen bactériologique, les caractères symptomatiques sont assez nets pour que le diagnostic de méningite cérébro-spinale ne puisse être mis en doute.

OBSERVATION XXII (inédite).

(Due à l'obligeance de M. le Dr Evrois.)

Camille R..., âgée de six ans, demeurant rue Hoche, 10, est prise brusquemment, vers la fin mars 1900, de malaises consécutifs à un refroidissement; pas d'appétit le soir, puis vomissements et trois ou quatre convulsions dans la nuit.

Le lendemain, l'enfant était toute raidie, la tête renversée en arrière; elle ne reconnaissait personne et ne cessait de crier; refroidissement périphérique très marqué.

État stationnaire pendant trois jours, puis la chaleur revint et tous les symptômes s'amendèrent peu à peu. On n'a fait que la thérapeutique des symptômes. L'état aigu a duré un mois environ.

L'enfant a mis près de six mois pour apprendre à marcher après sa maladie. De plus elle est restée entièrement sourde; elle ne peut plus rien apprendre et a oublié une bonne partie de ce qu'elle savait avant sa maladie ; son vocabulaire est très réduit, son intellectualité très diminuée.

OBSERVATION XXIII (inédite).

(Due à l'obligeance de M. le Dr Eyriès.)

Marie-Thérèse M..., âgée de neuf ans et demi, demeurant chemin de Saint-Joseph, 17 ; signes de rachitisme assez apparents, au niveau des membres inférieurs surtout ; début brusque le 18 mai 1900 par des vomissements incessants. L'enfant tombe ensuite dans le coma avec du délire, des hallucinations de la vue notamment ; opisthotonos très accentué. L'enfant paraît souffrir atrocement du cou, de la tête et des membres. On note en outre que les grandes articulations paraissent de temps en temps affectées d'un mouvement fluxionnaire qui dure quelques heures et disparaît. La céphalalgie et le délire varient beaucoup d'intensité dans la journée.

Cet état grave avec insomnie persistante dure environ trois semaines, puis l'amélioration apparaît, la raideur du tronc diminue, les membres s'assouplissent, l'intelligence revient. La convalescence marche rapidement, la maladie a duré en tout trente-cinq jours environ. Thérapeutique symptomatique. La guérison est parfaite sans aucun reliquat.

OBSERVATION XXIV (inédite).

(Due à l'obligeance de M. Mizzoni, interne des hôpitaux.)

F. V..., journalier, âgé de vingt-cinq ans, demeurant rue Barbarroux, entre le 14 août 1901 dans le service de M. le professeur Villard, à l'Hôtel-Dieu.

Depuis un mois environ, il ressentait tous les soirs une légère céphalée gravative. Depuis huit jours, les douleurs de tête sont devenues intolérables; le malade a eu des vomissements et de la constipation.

A son entrée, on constate de la raideur de la nuque et de la région lombaire; le signe de Kernig est net. Pas de troubles pupillaires. Le ventre est aplati; rien au cœur ni aux poumons. Le malade pousse des cris mais il ne délire pas; il est plutôt déprimé.

Le surlendemain de son entrée, on essaie sans succès de faire la ponction lombaire.

Décès le 10 avril, dans le coma.

A l'autopsie, congestion généralisée des méninges crâniennes et rachidiennes. Liquide céphalo-rachidien abondant et louche, exsudat séro-purulent entre les circonvolutions cérébrales et dans la pie-mère médullaire.

L'examen microscopique post-mortem n'a pas décelé de microorganismes.

IV. — Méningites secondaires.

1° *A l'infection pneumococcique.*

OBSERVATION XXV

(Publiée par M. le professeur BOINET (1), *Marseille médical*, 1900, p. 650).

J. M..., né à Bourget (Savoie), âgé de cinquante-trois ans, boulanger, demeurant rue de la Croix, 9, entre le 11 juillet 1900 à l'hôpital de la Conception, salle Saint-François, lit 5. Sa mère est morte à soixante et un ans, son père à cinquante-quatre

(1) Abcès du cerveau à pneumocoques. *Revue de médecine*, 1901, n° 2, et *Marseille médical*, 1900, p. 611.

ans. Il ne signale comme antécédents personnels qu'une bronchite en 1898. Il est indemne de tuberculose, de syphilis, d'alcoolisme.

La maladie débute, le 6 juillet, par de la raideur de la nuque avec fièvre, perte d'appétit, nausées et diarrhée légère. Cependant, le malade peut travailler jusqu'au 9 juillet. Il est alors obligé de se coucher; il ressent dans tout le corps des douleurs qui se localisent plus tard au niveau des articulations des membres supérieurs et inférieurs. La marche est impossible. Le genou gauche est le siège d'une douleur spontanée, très vive à la pression et d'un certain gonflement.

Il existe un peu d'épanchement dans cette articulation. L'appétit fait défaut, la langue est saburrale, la diarrhée est légère. Le malade n'a pas de vomissements. On ne constate rien d'anormal au cœur, il existe un peu de congestion à la base des poumons. La température axillaire, qui était à 37° le matin, s'élève à 38°4 dans la soirée. On note un peu de subdelirium; on prescrit du chloral; le délire cesse vers le matin et le malade meurt à 3 heures, le 13 juillet.

Autopsie. — Le liquide céphalo-rachidien est assez abondant, louche, légèrement rosé; les méninges sont congestionnées et recouvertes de placards purulents plus épais au niveau de la base du cerveau. On ne trouve aucune trace de tubercules.

Les coupes en séries de l'hémisphère cérébral gauche montrent dans l'épaisseur de la couronne rayonnante, vis-à-vis de la partie inférieure de la circonvolution pariétale ascendante, un petit abcès, à surface irrégulière, mesurant 15 millimètres de longueur sur 6 de largeur et 8 de profondeur. Il existait aussi dans ce lobe cérébral une série de petites cavités porencéphaliques dont le volume oscillait entre celui d'un grain de millet et celui d'une graine de chènevis. La base des deux poumons est splénisée. Les autres organes sont sains.

Examen bactériologique. — Le liquide céphalo-rachidien, les exsudats méningés et le pus de ce petit abcès renferment des doubles coccus lancéolés restant colorés après traitement par la méthode de Gram et présentant une capsule légèrement teintée par les colorants. Ces microbes offrent donc tous les caractères extérieurs du pneumocoque Talamon-Frænkel. Ils sont associés à des amas de staphylocoques et à des chaînettes de streptocoques.

OBSERVATION XXVI

(Publiée par M. Ed. Hawthorn, interne des hôpitaux, *Marseille médical*, 1901, p. 397.)

Cette observation se rapporte à un homme de quarante-six ans, soigné dans le service de M. le professeur Alezais, à l'hôpital de la Conception (R... Jacques, journalier, demeurant boulevard Gilly).

Entré le 10 mars 1901, il était malade depuis trois jours et présentait tous les signes d'une broncho-pneumonie assez grave. Douze jours plus tard, il entrait en convalescence après avoir été dans un état très critique.

Le 13 avril suivant, après avoir mangé et s'être levé pendant trois semaines, ce malade ressent dans l'après-midi de vives douleurs dans les poignets et les genoux; le soir, la température est à 38°. Il y a encore au poumon gauche un foyer soufflant dont la résolution n'est pas achevée.

Le 14, la température s'élève à 38°5. L'état général devient rapidement mauvais : pouls misérable, délire. Urines rares; tension artérielle à la radiale = 7. Le malade souffre vivement de la tête.

Le 15, état semblable. Température 39°3.

Le 16, l'état général n'a pas varié. Contracture du membre supérieur droit. Inégalité pupillaire; la pupille gauche, plus dilatée, réagit très peu à la lumière. Légère raideur de la nuque; la flexion de la tête est douloureuse. Rien aux membres inférieurs; pas de signe de Kernig. Le pouls radial droit est très difficile à percevoir. Température 38°8, tension = 7. Ponction lombaire. Nous reviendrons plus loin sur l'étude du liquide retiré.

Le 17, contracture du bras gauche à l'extension et du bras droit à la flexion. Inégalité pupillaire persistante. Toujours pas de Kernig. État comateux, tension = 7, température 38°8.

Le 18, la contracture des bras a disparu ; les membres inférieurs sont flasques. Pas de Kernig. État général identique, température 38°, tension = 6.

Le 20, le malade meurt sans être sorti du coma et sans avoir présenté aucun nouveau symptôme.

Autopsie. — A l'ouverture du crâne, il ne s'écoule point de liquide. Dès l'abord, nous sommes frappés par la congestion des veines superficielles et l'engorgement des capillaires sur les circonvolutions. Sur toute la surface convexe, l'arachnoïde est franchement opaque et blanchâtre ; par endroits, il y a de petits grumeaux de pus. A la base : exsudat purulent, assez concret au niveau des espaces perforés postérieurs, derrière le chiasma des nerfs optiques. Autres amas de pus concret au niveau du confluent sous-arachnoïdien cérébelleux dans la partie antérieure du vermis supérieur; la méninge distendue par le pus y forme comme un kyste compris entre le cervelet, la face inférieure et interne des lobes occipitaux et l'extrémité postérieure du corps calleux. Les ventricules latéraux, le quatrième ventricule sont remplis d'un liquide séro-purulent. La moelle tout entière baigne dans un exsudat fibrino-purulent jaunâtre qui lui forme sur toutes ses faces une gaine continue. Les nerfs de la queue de cheval baignent dans un liquide séro-purulent.

Examen microscopique. — Le 16 avril, nous retirons 17 centimètres cubes environ de liquide céphalo-rachidien clair et limpide. Nous le soumettons immédiatement à la centrifugation et l'examen microscopique pratiqué aussitôt après nous permet de constater une abondance de lymphocytes et des globules blancs polynucléaires. Le liquide recueilli à l'autopsie dans le sac arachnoïdien inférieur contenait presque exclusivement des polynucléaires.

A l'examen direct du liquide céphalo-rachidien, nous avons reconnu la présence entre les cellules de quelques pneumocoques encapsulés tout à fait typiques, prenant le Gram.

Ce liquide, mis à l'étuve à 37°, devenait trouble au bout de vingt-quatre heures, et donnait une culture de pneumocoques, mais avec les particularités suivantes : nombreux éléments lancéolés, groupés deux à deux, encapsulés, prenant le Gram ; mêmes éléments groupés en chaînettes de quatre ou de six, avec capsule, prenant aussi le Gram ; enfin d'autres chaînettes, très longues, pouvant se composer d'une vingtaine d'éléments du même volume que les diplocoques vus à côté, mais dont l'extrémité lancéolée aurait été un peu raccourcie et renflée ; aussi la forme de ces derniers éléments est-elle plus oblongue. Plusieurs de ces chaînettes présentent une capsule nettement visible qui les engaine sur toute leur longueur. Ce streptocoque rappelle absolument celui déjà décrit dans les méningites par Bonome, Jaeger et plus récemment par Netter qui l'intitule « streptocoque voisin du pneumocoque ». L'examen direct du pus recueilli à l'autopsie nous a fait voir une grande abondance de pneumocoques, la plupart groupés deux à deux, mais assez souvent aussi formant des chaînettes de dix à douze éléments parfaitement caractéristiques, encapsulés et prenant le Gram.

Notons en terminant que les recherches anatomo-pathologiques que nous avons entreprises nous ont révélé au niveau du renflement cervical des lésions chromatolytiques très nettes dans un groupe antéro-externe de cellules radiculaires des cornes antérieures.

OBSERVATION XXVII (inédite).

(Due à l'obligeance de M. G. Reynaud, interne des hôpitaux.)

A... Marie, âgée de vingt-trois ans, entre le 22 avril 1901 à l'Hôtel-Dieu dans le service de M. le professeur Lagel. Cette femme a présenté, paraît-il, il y a quinze jours, des prodrômes assez vagues, céphalée, rachialgie, vomissements, diarrhée; quelques crachats hémoptoïques et une toux opiniâtre. A son entrée, foyer de congestion intense au tiers moyen du poumon gauche; ses crachats muco-purulents renferment des pneumocoques et des cocci indéterminés. Séro-diagnostic éberthien négatif.

État infectieux assez grave : tachycardie, légère arythmie cardiaque ; troubles vaso moteurs, placards érythémateux sur le dos et les membres; muguet buccal.

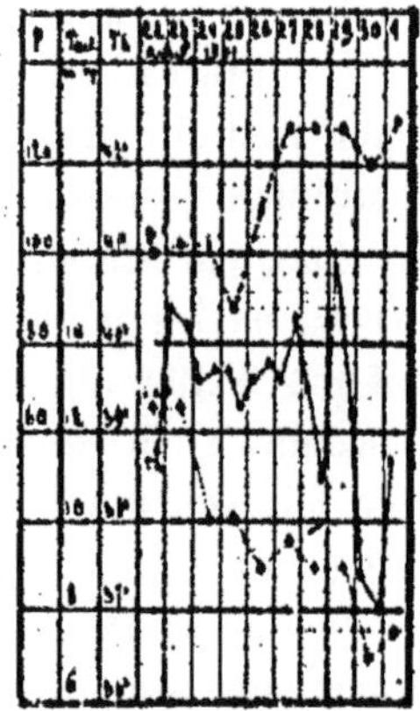

26 avril. — Délire bruyant. Contracture des muscles du cou, raideur de la nuque. Quelques vomissements bilieux ; constipation opiniâtre, ventre ballonné et douloureux. Réflexes rotuliens exagérés surtout à gauche.

27 avril. — Excitation cérébrale toujours considérable. Signe de Kernig manifeste. Inégalité pupillaire, la pupille gauche est légèrement rétrécie.

28 avril. — L'opisthotonos est porté à l'extrême. Les jambes sont fortement repliées sous les cuisses. La contracture a gagné les membres supérieurs.

29 avril. — Nouveaux vomissements ; langue rôtie ; la malade fait sous elle. Refroidissement périphérique, asphyxie capillaire, aspect terreux du visage. Les deux poumons sont encombrés de râles humides. Le pouls reste à 120, mais la tension artérielle baisse fortement et la température fait une chute brusque.

30 avril. — La malade entre dans le coma, la contraction est généralisée.

Elle meurt le 1er mai dans la matinée après avoir eu une épistaxis abondante.

A l'*autopsie* on constate, d'une part, des lésions de broncho-pneumonie à gauche, un foyer d'hépatisation grise au sommet droit. Le cœur droit est dilaté, flasque et pâle.

Les méninges de la convexité du cerveau sont recouvertes d'un enduit purulent épais qui s'infiltre à la base autour des gros vaisseaux et des troncs nerveux.

Le bulbe est entouré de pus. Dans les méninges spinales faible quantité de liquide céphalo-rachidien sanguinolent.

L'examen bactériologique du pus recueilli aseptiquement à l'autopsie sur les méninges crâniennes a révélé du pneumocoque encapsulé avec tous ses caractères.

OBSERVATION XXVIII (inédite).

Observation clinique (due à l'obligeance de M. Benoit, interne des hôpitaux). — Luigi P..., journalier, âgé de vingt-quatre ans, entre le 24 avril 1901 à l'hôpital de la Conception, dans le service de M. le Dr Boy-Teissier.

Rougeole et paludisme comme seuls antécédents.

A son entrée, pneumonie du sommet gauche avec ses signes classiques et état infectieux très accentué.

Le 2 mai, au dixième jour de maladie, apparition d'un nouveau foyer. Persistance de la fièvre et de l'état infectieux.

Le 10 mai, vingtième jour de maladie, les deux foyers sont en voie de résolution. L'état général du malade est meilleur, moins d'affaissement, le malade répond facilement aux questions. La température est restée jusqu'à ce matin entre 38° et 39°. Ce matin, chute à 37°2.

Dans l'après-midi, il est pris d'un frisson très violent et de douleurs de tête et de la région lombaire. La température remonte à 39°, pouls 100. Pas de vomissements. Les pupilles sont normales. Vive agitation ; léger délire.

11 mai. — Le malade est dans le coma complet, couvert de sueur, la respiration est stertoreuse. Il est impossible de chercher le signe de Kernig ni l'état des réflexes. Le malade est en contracture complète de tous ses muscles. Il est impossible de fléchir la tête ; les mouvements de flexion et d'extension des membres se font avec grande difficulté. Il n'y a pas de déviation de la tête, ni des globes oculaires. Les pupilles sont inégales et réagissent mal à la lumière. La raie méningitique est très nette. T. 37°4-37°.

On pratique la ponction lombaire qui donne 10 centimètres cubes d'un liquide dont les premières gouttes sont sanguinolentes et le reste légèrement louche.

12 mai. — T. 37°4-39 6. Aucune modification dans l'état du malade qui meurt dans le coma le 13 mai à 5 heures du matin.

L'autopsie n'a pu être faite.

Examen microscopique. — Par le repos, le liquide de la ponction a donné un dépôt floconneux, blanchâtre, léger, surmonté d'une couche de liquide très clair.

L'examen du dépôt a montré une quantité considérable de polynucléaires et de très rares diplocoques encapsulés extracellulaires présentant l'aspect du pneumocoque de Talamon-Frænkel. Pas de cultures.

OBSERVATION XXIX (inédite).

(Due à l'obligeance de M. D. Olmer, interne des hôpitaux.)

S... Marie, âgée de soixante-cinq ans, entre à l'Hôtel-Dieu, service de M. le professeur Arnaud, dans la nuit du 15 au 16 mai 1901.

Elle présente les signes stéthoscopiques d'une pneumonie du sommet droit. Ictère généralisé. La malade est dans un état soporeux voisin du coma, mais on réussit à obtenir quelques réponses monosyllabiques. Elle est en outre dans un état de contracture généralisée. Pas de renseignements sur l'évolution antérieure de la maladie.

Décès le 18 mai 1901, sans qu'il y ait eu de modifications dans l'état où elle se trouvait à l'entrée.

A l'*autopsie* on trouve, outre les lésions pulmonaires, une méningite cérébro-spinale, avec exsudats jaunâtres, fibrineux, très épais de la convexité.

L'Examen microscopique a décelé dans ces exsudats des pneumocoques lancéolés, encapsulés, d'aspect caractéristique et prenant le Gram.

OBSERVATION XXX (inédite).

(Due à l'obligeance de M. Mizoni, interne des hôpitaux.)

P... Luigia, âgée de vingt-quatre ans, demeurant à Saint-André, entre le 20 juin 1901 dans le service de M. le professeur Villard, à l'Hôtel-Dieu.

A son entrée, on note des symptômes de broncho-pneumonie, plus particulièrement à la base droite. T. 40°8.

La température s'abaisse assez irrégulièrement et tombe à 37°4 le 23 juin au soir, mais elle remonte dès le lendemain au-dessus de 38°, en même temps qu'apparaissent des signes de méningite. La malade est assoupie ; elle a des vomissements et de la constipation. Position en chien de fusil, raideur de la nuque, contracture, signe de Kernig. Inégalité pupillaire, photophobie. Il n'a pas été fait de ponction lombaire.

Décès le 28 juin 1901 avec hyperthermie : 40°4. L'autopsie n'a pu être pratiquée.

IV. — Méningites secondaires

2° *à l'infection éberthienne.*

OBSERVATION XXXI

(Publiée par M. Ed. Hawthorn, interne des hôpitaux, *Marseille médical*, 1900, p. 440.)

Observation. — La nommée F..., âgée de dix-sept ans, réglée depuis quatre mois seulement, entre à l'hôpital de la Conception, dans le service de M. le professeur Arnaud, salle Godefroy, le 4 mai 1900. C'est la première maladie de sa vie ; aucune tare organique. Elle est tombée malade le 26 avril ; ce jour-là, elle a éprouvé de violents maux de tête, des vertiges, de la rachialgie. Ces malaises continuent en s'accroissant les jours suivants. Le 29, elle a une épistaxis assez abondante ; le 30, vomissements. Depuis le début, elle n'est plus venue du corps : la constipation persiste opiniâtrement jusqu'à l'entrée de la malade à l'hôpital.

Le soir de son entrée, le 4 mai, cette femme a un état général satisfaisant. Elle répond très nettement aux questions posées, mais avec une loquacité et une précipitation qui témoignent d'un certain degré d'excitation. La langue, saburrale, représente le type abdominal ; le ventre, un peu ballonné, n'est douloureux nulle part ; gargouillement dans la fosse iliaque droite. La température est à 39°6 ; le pouls, à 80, contraste par sa lenteur avec cette élévation de température et fait songer à la dothiénentérie. Pas de taches rosées. Rien au cœur ni aux poumons. Légère albumine dans les urines décelable seulement par le sulfate de soude.

5 mai. — T. 39°3 le matin, 39°2 le soir. Un lavement glycériné, administré la veille, a amené une selle abondante. Le ventre n'est plus ballonné.

6 mai. — La courbe des températures prises toutes les trois heures n'accuse point d'oscillations. Elle se tient constamment entre 39°2 et 39°5. Ce matin elle est à 39°2. La malade se plaint d'une céphalalgie plus intense que jamais, rachialgie très vive, signe de Kernig. La balnéation froide est prescrite : le premier bain à 25°.

7 mai. — La malade a déliré toute la nuit. Signe de Kernig plus accentué, réflexe rotulien amoindri, raideur de la nuque et de la colonne vertébrale. Pupille moyennement dilatée, réagit à la lumière. T. 39°5. Chaque bain détermine un abaissement de 1° en moyenne, assez court, et la température revient vite aux environs de 39°5.

Toujours pas de taches rosées.

La séro-réaction de Widal que nous pratiquons aujourd'hui donne une agglutination rapide et intense du bacille d'Eberth.

9 mai. — Les symptômes sont toujours identiques mais accentués ; délire continuel avec loquacité incessante. Céphalalgie encore plus vive.

Depuis hier soir, les yeux sont presque toujours convulsés en haut et à droite. La malade reste couchée sur le côté droit, en chien de fusil, la tête renversée en arrière.

Il y a des contractures des membres inférieurs mais intermittentes et passagères. La courbe thermométrique accuse toujours un plateau aux alentours de 39°5. La balnéation froide est continuée. Un lavement quotidien amène une selle facile.

12 mai. — Le délire diminue ainsi que les autres symptômes : signe de Kernig, raideur de la nuque, contractures, céphalée, etc. Des oscillations de température commencent à se dessiner, mais avec élévation matutinale. Le pouls est toujours lent.

13 mai. — L'amélioration s'accentue. T. 40°2 le matin, 38°6 le soir. La nuque est souple, pas de délire.

Le soir, le délire reprend un peu. Pour la première fois le pouls s'accélère. P. 105.

14 mai. — Au milieu de la nuit, un brusque collapsus s'est produit. Ce matin, le pouls est à 126, misérable, la respiration est stertoreuse; coma complet. Malgré tous nos efforts, la malade meurt à 11 heures du matin.

Autopsie. — (Trente heures après la mort).

Dans l'intestin quelques plaques de Peyer ulcérées, d'autres récemment cicatrisées.

Congestion des reins.

Aucune lésion des méninges médullaires.

Cerveau. — Rien d'apparent sur la face convexe, sauf une congestion marquée des veines superficielles.

A la face inférieure, à gauche, moitié antérieure, on est frappé de l'aspect épaissi des méninges; l'arachnoïde est très infiltrée, il y a de petits grumeaux de pus. En cherchant à isoler les méninges pour mettre à nu l'écorce cérébrale, nous constatons une adhérence très marquée; de plus, la substance cérébrale est altérée jusqu'à une profondeur de 3 à 4 millimètres en moyenne. Cette altération consiste en un ramollissement qui intéresse toute la couche grise et atteint quelque peu la substance blanche. Aussi est-il presque impossible de détacher les méninges sans détacher le tissu cérébral.

Ces lésions occupent la face inférieure du lobe frontal, sauf sur une longueur d'un centimetre à sa partie antérieure; le lobe olfactif gauche est englobé dans ces lésions. En arrière, ces lésions franchissent la scissure de Sylvius et s'étendent à 18 millimètres en arrière de sa lèvre inférieure. En dedans, elles recouvrent l'espace perforé antérieur droit (en cet endroit se trouve même un noyau de pus d'un centimètre environ), franchissent la bandelette postérieure droite du chiasma et recouvrent la presque totalité de l'espace losangique limité par le chiasma des nerfs optiques et les pédoncules cérébraux. En dehors, ces lésions ne vont pas jusqu'à la face convexe, mais une fusée s'engage dans la scissure de Sylvius et remonte un peu au delà du pôle de l'insula, toujours avec ces mêmes caractères.

OBSERVATION XXXII (inédite).

(Due à l'obligeance de M. G. Reynaud, interne des hôpitaux.)

V..., Marie-Angélique, âgée de vingt-six ans, domestique, demeurant rue Bernard-du-Bois, 1, entre à l'Hôtel-Dieu, le 25 novembre 1900, dans le service de M. le professeur Laget.

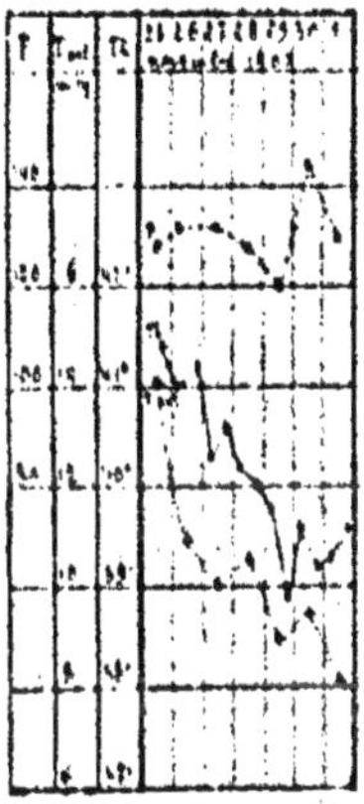

Elle est à Marseille depuis trois ans ; il y a un an, fièvre (?) qui a duré un mois et a été soignée par des bains. Depuis lors bonne santé.

Sept ou huit jours avant son entrée, elle a éprouvé des malaises, courbature, céphalalgie, épistaxis ; depuis trois jours elle s'est alitée ; quelques vomissements, constipation opiniâtre.

A son entrée, faciès vultueux, pas d'aspect typhoïde, pas de taches rosées. T. 41°4 ; sibilance thoracique.

27 novembre. — Trente-six heures plus tard se déclarent des phénomènes infectieux très graves : délire, excitation extrême, symptômes méningitiques très marqués : douleur à la nuque, contracture des muscles du cou avec renversement de la tête en arrière, signe de Kernig. — Sécheresse de la langue, vomissements, ventre météorisé, urines albumineuses.

Les contractures douloureuses s'étendent aux bras et aux jambes.

29 novembre. — Au bout de deux jours, les phénomènes d'excitation font place à la dépression et à la somnolence. La malade reste dans le décubitus dorsal, la raideur de la nuque persiste. Contracture des muscles masticateurs rendant la déglutition presque impossible. Inégalité pupillaire, paresse du réflexe surtout à gauche.

Plaques d'herpès sur la commissure labiale gauche. La bouche et les narines sont fuligineuses ; langue toujours rôtie. Constipation et météorisme intense.

30 novembre. — État de prostration voisin du coma. Par moment, la malade pousse des cris aigus inarticulés ; mais elle semble ne plus entendre. Persistance de la sensibilité à la douleur. L'alimentation est impossible. Incontinence des matières et des urines.

Décès le 2 décembre à 3 heures du matin.

La ponction lombaire post-mortem a permis de recueillir du liquide céphalo-rachidien légèrement louche où l'examen microscopique n'a révélé aucun microbe mais de nombreux polynucléaires.

A l'*autopsie*, signes de méningite, surtout à la base, épanchement séreux peu abondant.

Inflammation des plaques de Peyer en très grand nombre, surtout dans l'iléon. Rate volumineuse, diffluente. Foie infectieux. Congestion pulmonaire. Rien au cœur.

V. — Cas relevés d'après le diagnostic de sortie sur les registres de l'Hôtel-Dieu et de l'hôpital de la Conception.

OBSERVATIONS

XXXIII. — B... Maurice, dix-huit ans, manœuvre, demeurant impasse des Chalets, 2. Entré à la Conception le 10 janvier 1900, mort le 18 janvier.

Méningite.

XXXIV. — G... Maurice, trente-deux ans, garçon d'hôtel, demeurant rue d'Aix, 10. Entré à la Conception le 4 février 1900, mort le 13 février.

Méningite.

XXXV. — G... Jeanne, quarante-cinq ans, journalière, demeurant hameau des Comtes. Entrée à la Conception le 23 février 1900, morte le 27 février.

Méningo-myélite aiguë.

XXXVI. — B... Rose, dix-neuf ans, domestique, demeurant rue Vieille-Monnaie, 9. Entrée à l'Hôtel-Dieu le 7 mars 1900, morte le 19 mars.

Méningite grippale.

XXXVII. — G... Joseph, dix-huit ans, tailleur d'habits, demeurant rue de la Roquette, 22. Entré à l'Hôtel-Dieu le 24 avril 1900, sorti le 2 mai.

Méningite cérébro-spinale.

XXXVIII. — A... Charles, vingt-cinq ans, boulanger, demeurant boulevard de Paris, 63. Entré à l'Hôtel-Dieu le 30 avril 1900, mort le 1er mai.

Coma méningitique.

XXXIX. — F... Marie, vingt-quatre ans, journalière, demeurant boulevard Dahdah, 3. Entrée à l'Hôtel-Dieu le 28 mai 1900, morte le 31 mai.

Méningite. Congestion pulmonaire.
Infection généralisée.

XL. — S... Sylvestre, dix-huit ans, soutier à bord du *Berry*. Entré à la Conception le 21 juillet 1900, sorti le 20 août.

Méningite.

XLI. — P... Léa, dix-neuf ans, ménagère, demeurant rue Espérandieu, 32. Entrée à la Conception le 3 août 1900, morte le 10 août.

Méningite.

XLII. — B... Marie, vingt ans, journalière, demeurant rue Guérin, 6. Entrée à la Conception le 15 août 1900, morte le 26 août.

Méningite aiguë.

XLIII. — B... Auguste, trente ans, journalier, demeurant rue Laugeron, 20. Entré à la Conception le 16 septembre, mort le 20 septembre.

Méningite.

XLIV. — A... Charles, vingt ans, berger, sans domicile. Entré à la Conception le 2 octobre 1900, mort le 15 octobre.

Méningite.

XLV. — B... Antonio, vingt-cinq ans, sans profession,

demeurant rue Château-Payan, 62. Entré a la Conception le 16 octobre 1900, sorti le 18 décembre.

Méningite cérébro-spinale.

XLVI. — B... Marie, quatorze ans, demeurant boulevard Baille, 141. Entrée a la Conception le 27 octobre 1900, morte le 30 octobre.

Méningo-myélite aiguë.

XLVII. — T... Etienne, vingt-cinq ans, jardinier, demeurant à la Valentine. Entré à la Conception le 4 novembre 1900, mort le 5 novembre.

Méningite.

XLVIII. — M... Aldegonda, trente-quatre ans, ménagere, demeurant au Vallon de Toulouse. Entrée à la Conception le 11 novembre 1900, morte le 14 novembre.

Méningite.

XLIX. — D'H... Eugène-Louis, quarante ans, sans profession, sans domicile. Entré à l'Hôtel-Dieu le 5 décembre 1900, mort le 17 décembre.

Méningite.

L. — Z... Giovanni, trente-quatre ans, journalier, demeurant rue Sainte-Famille, 29. Entré à la Conception le 7 janvier 1901, mort le 11 janvier.

Méningite.

LI. — D... Anna, vingt-neuf ans, sans profession, demeurant rue de l'Etrieu, 29. Entrée à la Conception le 21 janvier 1901, morte le 6 avril.

Méningite.

LII. — S... Marie, vingt-cinq ans, domestique, demeurant rue de Rome, 80. Entrée le 28 janvier 1901, morte le 12 février.

Méningite cérébro-spinale.

LIII. — C... Dominique, trente-deux ans, garçon d'hôtel, demeurant rue Thubaneau, 14. Entré à la Conception le 15 février 1901, mort le 21 février.

Méningite.

LIV. — V... Roger, sept ans, chemin de Mazargues, 113. Entré à la Conception le 2 mars 1901, mort le 3 mars.

Broncho-pneumonie. *Méningite.*

LV. — O... Léopold, vingt ans, journalier, demeurant rue des Grands-Carmes, 26. Entré à l'Hôtel-Dieu le 8 mars 1901, mort le 10 mars.

Grippe. *Méningite.*

LVI. — R... Olga, neuf ans, demeurant rue d'Endoume, 10. Entrée à la Conception le 5 avril 1901, morte le même jour.

Méningite.

LVII. — N... Marguerite, dix-huit ans, ménagère, demeurant rue Durand. Entrée à la Conception le 10 avril 1901, morte le 14 avril.

Méningite cérébro-spinale.

LVIII. — E... Gaston, quinze ans, étudiant, de passage. Entré à l'Hôtel-Dieu le 21 avril 1901, sorti le 16 mai.

Méningite.

LIX. — G... Madeleine, quatorze ans et demi, demeurant rue Hoeffer, 18. Entrée à la Conception le 12 mai 1901, sortie le 20 juin.

Pseudo-Méningite cérébro-spinale.

LX. — B... Marie-Jeanne, vingt-sept ans, journalière, demeurant rue de Lorette, 9. Entrée à l'Hôtel-Dieu le 22 mai 1901, morte le 24 mai.

Méningite.

Nous avons relevé ces vingt-huit derniers cas dans les registres hospitaliers de 1900 et 1901. Nous n'avons pu avoir sur ces malades aucun autre renseignement que le diagnostic porté à la sortie ou au décès. Pour un grand nombre de ces faits la simple mention de « méningite » ne nous permet pas de dire s'il s'agit de tuberculose ou d'une autre infection. Aussi nous contentons-nous de les citer, mais sans en tirer aucune conclusion.

ÉPIDÉMIOLOGIE ET ÉTIOLOGIE

La notion de l'épidémicité de la méningite cérébro-spinale est bien établie. Nous ne nous étendrons pas sur l'historique des épidémies qui ont été observées depuis le début du XIXe siècle. Les traités classiques, les thèses récentes de Canuet (1) et de Simionesco (2) contiennent à ce sujet tous les renseignements nécessaires qu'il est superflu de reproduire. Nous noterons seulement que la première mention de la méningite cérébro-spinale à Marseille remonte à 1842.

La principale caractéristique des épidémies de méningite cérébro-spinale est le peu d'extension qu'elles prennent. Des cas sporadiques sont constamment observés dans les points atteints une première fois. Les épidémies, toujours discrètes, ne sont que des recrudescences dont la cause prochaine est rarement mise en lumière. Leur évolution est brève,

(1) *Méningite cérébro-spinale épidémique*, th. Paris, juillet 1900.

(2) *Les Microbes des méningites cérébro-spinales*, th. Paris, juillet 1900.

portant généralement sur deux années successives (Netter) (1), mais n'atteignant qu'une morbidité peu élevée. C'est par la gravité de ses atteintes que la méningite cérébro-spinale est impressionnante plutôt que par le nombre de ses victimes.

Lorsque M. le Dr d'Astros présenta au Comité Médical des Bouches-du-Rhône ses deux premières observations de méningite cérébro-spinale à méningocoques, plusieurs de ses confrères signalèrent des faits semblables qu'ils avaient antérieurement observés. Certains de ces cas étaient simplement des méningites secondaires : la pneumonie, la fièvre typhoïde, la grippe, toutes les maladies microbiennes en général sont susceptibles de se compliquer d'infection des méninges cérébro-spinales ; l'épidémicité n'a rien à faire dans ces cas. D'autres observations avaient trait à des méningites primitives mais ils s'agissait alors de cas sporadiques sans aucune tendance à l'expansion épidémique.

A partir de 1900, les faits se multiplient. Dix de nos observations sont recueillies du mois de janvier au mois de mai 1900. Pendant l'été, la maladie s'arrête ; mais en novembre apparaît un nouveau cas et l'hiver de 1901 amène une seconde poussée épidémique à laquelle appartiennent treize des faits que nous relatons.

Nous n'avons pas la prétention de réunir tous les faits observés à Marseille. Plusieurs médecins nous ont signalé des cas qu'ils avaient observés, mais sans

(1) *Soc. méd. des hôp. de Paris*, 1899, p. 3.

nous fournir d'indications suffisantes pour former une observation qui puisse prendre place dans ce recueil de faits. D'autres malades ont sans doute échappé plus complètement à notre enquête. Les vingt-quatre observations certaines de méningite cérébro-spinale primitive que nous relatons ne représentent donc qu'une partie de l'épidémie (1).

Nous pouvons cependant avec ces éléments reconstituer en grande partie la topographie de l'expansion épidémique. Les trois premières observations recueillies en janvier (obs. XVIII), février (obs. II) et mars 1900 (obs. I), proviennent de maisons qui appartiennent au même quartier de la *Place d'Aix*. Dans cette même région, M. le Dr Bidon rapporte avoir observé, trois ou quatre ans auparavant, un malade atteint de méningite primitive et M. le Dr Sépet déclare voir presque chaque année quelques cas sporadiques. Il semble donc qu'il ait existé dans ce quartier un foyer latent qui en 1900 a irradié autour de lui.

Ces trois premiers cas furent en effet suivis de la publication de plusieurs autres. Dans les séances du Comité Médical du 6 et du 20 avril 1900, le Dr Sépet signale l'existence de cinq méningitiques parmi ses

(1) Nous regrettons qu'il ne nous ait pas été possible de consulter sur notre sujet les registres du service de l'Hygiène et de la Démographie de la ville de Marseille. Nous aurions désiré y recueillir tous les cas de décès déclarés en 1900 et 1901 sous la rubrique méningite aiguë pour tâcher de préciser la topographie de l'épidémie. Le conseiller municipal, docteur en médecine, qui dirige ce service communal n'a pas jugé opportun de nous accorder l'autorisation que nous lui avions demandée pour effectuer ces recherches.

clients, observés dans le même rayon. Nos observations XX et XXII se rapportent également à des cas voisins. Dans un quartier rapproché, autour du boulevard National, le Dr Eyriès voit aussi plusieurs méningitiques. D'autres cas sont observés dans le centre de la ville et un foyer secondaire semble se constituer, à l'opposé du foyer primitif situé au nord, dans les hauts quartiers du sud-ouest, boulevard Vauban et Endoume; nos observations X et XIX appartiennent à cette région où les Drs Vial et Plaignard-Flaissières nous ont également signalé plusieurs cas tombés sous leurs yeux.

C'est encore dans les quartiers environnant la place d'Aix que sont observés la plupart des cas de 1901. Les observations V, VI, VII, XI, XIII, XIV, de février à mai 1901, se groupent autour de ce même point. Quelques malades sont encore atteints dans les quartiers plus centraux (obs. IX, XV et XXIV, avril-mai 1901) et l'extension paraît se faire vers le nord, dans les localités suburbaines de Saint-Henri (obs. XVII) et l'Estaque (obs. XII).

Dans cette marche de la diffusion de la méningite cérébro-spinale au cours de ces deux dernières années se rencontre le caractère propre de cette maladie, le *peu de densité* de l'épidémie. La plupart des faits sont observés dans un même rayon, mais les différents malades sont assez éloignés les uns des autres et il ne semble exister aucune relation entre les divers cas. C'est par exception que nous voyons signalé dans l'observation IX qu'un cas de méningite avait existé peu de temps avant dans la même maison (nous n'avons pu avoir d'autres renseignements sur ce fait) ; et que de même les malades V et XI provenaient du même local. Nous voyons d'autre part dans l'observation II que le père qui couchait auprès de lui son enfant malade ne contracte pas la méningite cérébro-spinale.

La *contagiosité* de la méningite cérébro-spinale n'est donc nullement comparable à celle des maladies à grandes épidémies, variole, grippe, etc. Cependant les observations de tous les médecins militaires qui ont eu à observer des épidémies de garnison prouvent que la méningite est une affection transmissible, réellement épidémique.

La connaissance des agents infectieux de la méningite cérébro-spinale vulgarisée au cours de ces dernières années par Netter éclaire et précise ces notions épidémiologiques. Elle a permis de rechercher la porte d'entrée et le mode de transmission de ces microorganismes.

Agents infectieux. — Les agents les plus variés sont susceptibles de causer des méningites cérébro-spinales. Le diplocoque de Weichselbaum, le streptocoque de Bonome, le pneumocoque, le pneumo-bacille, les streptocoques et staphylocoques pyogènes, le bacille d'Eberth, le coli-bacille, le bacterium lactis aerogenes, d'autres bacilles encore décrits par Antony et Ferré (1), par Simonin (2) ont été signalés dans des cas d'infection des méninges.

(1) *Arch. méd. et pharm. milit.*, juin 1898.
(2) *Soc. méd. hôp. Paris*, 19 juillet 1901, p. 931.

Mais il convient de distinguer parmi ces faits les *méningites secondaires* à d'autres maladies microbiennes locales ou générales, simples complications d'un processus infectieux quelconque, et les *méningites primitives*. Nous avons rapporté (obs. XXV à XXXII) un certain nombre de cas où la méningite a été observée à la suite de pneumococcie généralisée, de broncho-pneumonie, de pneumonie ou de fièvre typhoïde. Dans cinq cas d'infection pneumococcique, le diplocoque de Talamon-Frænkel a pu être décelé dans l'exsudat méningitique. Dans tous les cas de ce genre, la complication est subordonnée à l'infection primitive et il ne saurait être question d'épidémicité propre à cette méningite secondaire.

Dans la méningite cérébro-spinale aiguë primitive, dont tous les auteurs tendent de plus en plus à faire une maladie spéciale, une seule espèce microbienne paraît mériter le titre d'agent spécifique. Les épidémies récentes ont toutes démontré l'importance que l'on doit attribuer au diplococcus meningitidis intracellularis de Weichselbaum. Notre épidémie marseillaise apporte son contingent de preuves avec les neuf observations dans lesquelles cet organisme a été bactériologiquement constaté.

Le diplocoque de Weichselbaum a été décrit pour la première fois par cet auteur en 1886 (1). Il a été étudié d'abord en Allemagne où la méningite cérébro-spinale épidémique est très fréquente, et sa

(1) *Wiener med. Jahrb.* 1886. — *Fortsch. d. med.*, Berlin, 1887, n°s 18-19, p. 573, 620, 626.

connaissance a été répandue en France par les travaux de Netter et Chantemesse.

Les caractères morphologiques de ce microbe *dans le pus* méningitique sont parfaitement typiques.

Rarement isolé sous forme de coccus sphérique, on le rencontre le plus souvent en *diplocoques* ou en tétrades. Les deux éléments des diplocoques sont *asymétriques*, en grains de café se regardant par leur face plane, en demi-sphères séparées suivant leur surface de section. Les deux faces opposées sont généralement planes, ne présentant pas l'encoche qui donne aux éléments du gonocoque leur forme de semelles. Le diplocoque de Weichselbaum est un peu plus volumineux que le micrococcus de Neisser, ses éléments sont de grosseur souvent très variable dans la même préparation.

Presque tous ces diplocoques sont groupés dans l'intérieur des cellules (diplococcus *intra-cellularis*). On en voit très peu de libres dans le liquide extra-cellulaire. Parfois certains polynucléaires sont tellement bourrés de microbes que leurs contours disparaissent et qu'ils semblent avoir éclaté, vaincus dans leur œuvre phagocytaire.

Certains auteurs ont noté une espèce de *capsule* ou d'auréole claire autour des diplocoques ; cet aspect n'est pas constant et ce caractère ne présente pas une grande importance.

En culture, l'aspect du diplocoque de Weichselbaum est un peu différent. On constate généralement la disposition en diplocoques ; ce groupement se retrouve dans les tétrades et les amas de nombre plus considérable, ressemblant au staphylocoque ; on voit parfois en bouillon de courtes chaînettes de diplocoques. Le principal caractère morphologique des cultures est la *variabilité des dimensions* du microbe ; en culture pure, dans la même colonie, on voit des formes dont le volume varie du simple au double.

Toutes les couleurs d'aniline *colorent aisément* le diplococcus meningitidis. On obtient de très belles préparations avec la fuchsine de Ziehl diluée et surtout avec la thionine phéniquée de Nicolle. On remarque quelquefois que dans la même préparation les microbes prennent inégalement la coloration.

La *méthode de Gram* a donné suivant les observateurs des résultats un peu variables. Weichselbaum et la plupart des auteurs le décrivent comme se décolorant par la méthode de Gram, Jæger et Kister l'ont vu garder la coloration. Nous-même, dans un cas (obs. V), avons obtenu par la méthode de Gram des préparations très nettes où les diplocoques intracellulaires restaient colorés en violet au milieu du protoplasma teint en rose par l'éosine employée comme colorant de fond. Il semble que dans cette réaction histo-chimique qui est loin de présenter des limites aussi rigoureuses qu'un phénomène de chimie minérale on doive admettre des cas de transition. Le diplocoque de Weichselbaum, comme bien d'autres microbes d'ailleurs, est à la limite et suivant de très légères différences de technique on le verra garder ou perdre la coloration primitive.

Nous insisterons, avec Troisier et Netter, sur le *peu de vitalité* que conserve dans le liquide méningitique le diplocoque de Weichselbaum qui, « placé dans les milieux les plus favorables, ne donne cependant naissance qu'à un petit nombre de colonies. Il semble que l'on soit en présence de microbes morts pour la plupart et dont les autres sont en voie de destruction » (1). Bien souvent on n'obtient aucune culture en ensemençant du pus où le microscope a permis de constater des microbes en assez grand nombre. Le diplocoque, vaincu dans la lutte, englobé dans les cellules, ne peut se multiplier.

L'un des meilleurs moyens pour obtenir la pullulation in vitro du diplocoque de la méningite consiste à placer à l'étuve le liquide recueilli par la ponction lombaire. Après quarante-huit heures d'incubation, le liquide, recueilli limpide ou clarifié par le repos, se trouble et l'examen microscopique y décèle une culture pure de diplocoques de Weichselbaum.

Les divers *milieux de culture* en usage dans les laboratoires ne sont pas tous favorables au développement de ce microbe. Le bouillon additionné ou non de liquides organiques est un très mauvais milieu. La gélatine ne donne pas de bons résultats à cause de la température peu élevée qu'elle exige. La *gélose* est le milieu de choix. On peut la rendre plus favorable en l'additionnant de sang humain ou de liquide d'ascite ; mais nous avons obtenu de très bons résultats avec la simple gélose classique au

(1) Troisier et Netter, *Soc. méd. hôp. Paris*, 26 janvier 1900, p. 56.

bouillon de viande peptonisé. Il est bon de l'ensemencer largement, d'abord parce que les microbes susceptibles de repullulation sont peu abondants, et aussi parce que le pus étalé sur la gélose enrichit ce milieu de corps organiques.

La première culture obtenue au moyen du liquide céphalo-rachidien ne se développe en général qu'au bout de quarante-huit heures et parfois davantage. Les *colonies*, blanches, d'aspect humide et de consistance glaireuse, deviennent beaucoup plus volumineuses que celles du pneumocoque et du streptocoque. Elles sont aplaties et généralement circulaires, plus épaisses au centre que sur les bords. Ces colonies doivent être repiquées dans les trois ou quatre jours si l'on veut conserver le microbe. Les cultures ultérieures poussent plus vite que celles obtenues avec le pus ; en vingt-quatre heures apparait un développement suffisant. Mais leur vitalité se perd rapidement ; même en faisant des réensemencements rapprochés et en se servant d'une semence abondante on parvient rarement à conserver en culture le diplocoque de Weichselbaum.

Son développement ne peut se faire à l'abri de l'oxygène ; c'est un *aérobie* strict. La température optima parait être aux environs de 37° mais la vitalité se conserve plus longtemps lorsqu'on laisse les cultures à une température inférieure, de 25° à 30° C.

Les divers animaux de laboratoire sont peu sensibles au diplococcus meningitidis. Les *inoculations* sous-cutanées ne tuent ni le lapin, ni le cobaye, ni même la souris blanche. Les injections dans les séreuses pleurale ou péritonéale tuent quelquefois le lapin et le cobaye, presque toujours la souris. Nous avons retrouvé le diplocoque dans le sang d'une souris blanche morte après inoculation intra-péritonéale du pus de notre observation IX. L'inoculation dans la séreuse crânienne après trépanation chez le lapin et le cobaye n'est pas toujours mortelle. Un gros lapin blanc auquel nous avons injecté sous la dure-mère deux gouttes de pus de la même malade (obs. IX) n'a présenté aucun phénomène morbide. Chez la chèvre, Heubner a reproduit expérimentalement la méningite cérébro-spinale par inoculation intra-rachidienne de culture pure de diplocoques.

Tous ces caractères qui lui appartiennent en propre et ne peuvent convenir à aucun autre microbe connu montrent que le *diplococcus intra-cellularis meningitidis* est une espèce *particulière* et *indépendante*. Son identité a été reconnue depuis longtemps en Allemagne par la plupart des bactériologistes, à la suite des travaux de Weichselbaum (1887), de Jæger (1895), de Heubner (1896), etc.

En France l'étude du diplocoque de Weichselbaum a été au début entourée d'une certaine confusion. Il semble que les premiers travaux aient été soumis à l'influence fâcheuse d'une opinion préconçue dont nous trouvons l'expression dans une phrase de Landouzy (1) : « On sait de reste, aujourd'hui, écrivait-il en 1865, que la forme de méningite cérébro-

(1) *Traité de médecine* de Brouardel et Gilbert. Art. Pneumococcie, p. 610.

spinale dite épidémique n'est qu'une variété de pneumococcie. » Et, adoptant les idées développées par Foa en 1893 (1), il décrivait comme deux variétés du diplocoque de Talamon-Frænkel le pneumocoque, variété œdématogène, le méningocoque, variété fibrinogène.

Une confusion de termes compliquait l'erreur; sous le nom de *méningocoque*, Foa faisait allusion à une espèce microbienne qu'il avait isolée du liquide céphalo-rachidien de quelques méningitiques dans ses recherches avec Bordoni-Uffreduzzi (1888) (2). Ce « streptococcus lanceloatus », très analogue à celui décrit en 1889 par Bonome (3) sous le nom de « streptococcus meningitidis » paraît bien en effet assimilable au pneumocoque, dont on peut le considérer comme une variété. Mais il est entièrement différent du diplocoque de Weichselbaum dont Foa ne parle pas dans son travail. Laisser au terme de méningocoque l'acception de Foa semblerait refuser au diplocoque intra-cellulaire le rôle primordial qu'il joue dans l'étiologie des méningites. Donner ce nom aux deux espèces, c'est s'exposer à des incertitudes et à des confusions fâcheuses. Il semble qu'on doive ou rejeter complètement le mot ou le réserver strictement à l'espèce décrite par Weichselbaum, à laquelle

(1) Ueber die Infection durch den Diplococcus lanceolatus. *Zeitsch. f. Hyg. und Inf.*, 1893, Bd XV.

(2) Ueber die Ætiologie der Meningitis cerebro-spinalis epidemica. *Zeitsch. f. Hyg. und Inf.*, 1888, Bd IV.

(3) Sull'etiologia della Meningite cerebro-spinale epidemica. *Arch per le scienze mediche*, XIII, 1889.

ne s'applique évidemment pas la classification de Foa.

L'opinion exprimée par Landouzy était d'ailleurs absolument classique. G. Guinon et Dupré dans le Traité de médecine Charcot-Bouchard, Catrin, Courtois-Suffit et Boulay dans le Manuel de médecine Debove et Achard opinent tous en faveur de la transformation de la méningite cérébro-spinale épidémique en une variété de pneumococcie.

Appuyée par de telles autorités on comprend combien cette erreur a faussé l'opinion au début des recherches bactériologiques sur la méningite cérébro-spinale épidémique en France. Dans ses premières communications(1) sur l'épidémie parisienne, Netter décrit comme agent de ses méningites un microorganisme qui présente beaucoup des caractères décrits par Jæger et Heubner dans leurs recherches sur le diplocoque intra-cellulaire. Il reconnait en lui le streptococcus meningitidis de Bonome dont il fait une variété de pneumocoque, mais il l'identifie en outre au diplocoque de Weichselbaum, qui ne serait qu'une forme dégénérée. Et il conclut que « le pneumocoque est l'agent microbien le plus souvent en cause dans toutes les méningites suppurées, que celles-ci soient primitives ou secondaires, sporadiques ou épidémiques ». Dans un article postérieur (2) il admet comme types différents dans leur morphologie le pneumocoque, le diplocoque de

(1) *Société méd. hôp. Paris*, 13 mai 1898.
(2) *Semaine médicale*, 1898, p. 281.

Weichselbaum et le « streptocoque voisin du pneumocoque » qu'il a précédemment décrit, mais ces trois agents ne sont que des variétés d'un seul et même microbe.

C'était la confirmation de l'opinion classique et des idées soutenues par Netter lui-même dans ses travaux antérieurs de 1887 (1) et 1890 (2). Mais cette interprétation n'était pas unanimement admise et pour Chantemesse et Millet, comme pour Bezançon et Griffon, le diplocoque de Weichselbaum différait très profondément du pneumocoque type (3).

L'*individualité* du diplocoque de Weichselbaum était enfin admise par Netter dans sa communication à la Société de biologie du 17 juin 1899; il lui refusait cependant le rôle principal dans l'étiologie des méningites cérébro-spinales. Chantemesse au contraire séparait la méningite cérébro-spinale épidémique des méningites secondaires à pneumocoques ou autres agents; il contestait que la méningite épidémique pût être causée par une variété plus ou moins modifiée du pneumocoque. Il concluait en disant : 1° Des cas de méningite cérébro-spinale épidémique sont produits par le méningocoque type de Weichselbaum, lequel n'a rien de commun avec le pneumocoque de Talamon; 2° Des cas de méningite cérébro-spinale épidémique sont produits par des microbes différant quelque peu par leurs caractères morphologiques du microbe de Weich-

(1) In *Arch. gén. de méd.*
(2) In *Arch. de méd. expérimentale.*
(3) *oc. méd. hôp. Paris*, 9 décembre 1898.

selbaum, mais se rapprochant beaucoup de lui par leurs caractères pathogènes à l'égard des animaux (1).

Cette dernière proposition admet les quelques différences morphologiques constatées par Weichselbaum, Jæger, Heubner, Huber, Furbringer, Scheller, etc., dans leurs études sur le diplocoque intracellulaire. Mais le streptocoque de Bonome ne paraît pas devoir entrer dans ce cadre. Il semble réellement voisin du pneumocoque et notre observation XXVI de méningite méta-pneumonique tend à confirmer cette opinion. Dans ce cas, en effet, M. Hawthorn avait reconnu, à l'examen direct du liquide céphalo-rachidien, recueilli par ponction lombaire, « quelques pneumocoques encapsulés tout à fait typiques, prenant le Gram ». Cependant le liquide mis à l'étuve donnait une culture dont l'aspect microscopique rappelait absolument celui décrit par Bonome. A côté d'éléments lancéolés, groupés deux à deux, on voyait des chaînettes de quatre à six grains de même forme et aussi de très longues chaînettes de coccus à extrémités moins effilées mais plutôt raccourcies et oblongues ; tous ces éléments étaient encapsulés et prenaient le Gram. De plus l'examen direct du pus recueilli à l'autopsie montra une grande abondance de coccus lancéolés, la plupart groupés deux à deux, mais souvent aussi en chaînettes de dix à douze éléments.

Les observations plus récentes n'ont fait que con-

(1) *Soc. biologie*, 17 juin 1899.

firmer l'opinion d'une séparation bien tranchée entre le diplocoque de Weichselbaum d'une part et le pneumocoque et le streptocoque de Bonome d'autre part. Elles tendent en outre à prouver de plus en plus que le diplocoque de Weichselbaum est le parasite *spécifique* de la méningite cérébro-spinale épidémique.

Les recherches de Huber permettent d'ailleurs d'expliquer certains cas qui sembleraient infirmer cette opinion. Cet auteur a montré en effet (*Soc. méd. int. de Berlin*, 1er mars 1897) que le diplocoque intracellulaire après avoir déterminé primitivement l'infection des méninges cède facilement la place à des parasites vulgaires. Abondant dans le liquide céphalo-rachidien recueilli par ponction lombaire au début de la maladie, il se fait rare ou même disparait complètement devant d'autres espèces dans les formes trainantes ou sur le cadavre. Une observation de Simonin (1) récemment publiée montre l'importance de ces *infections associées* ou *secondaires* dont il importera grandement de préciser le rôle dans les cas où le méningocoque type Weichselbaum paraitra manquer.

Modes de transmission. — La connaissance plus exacte du microbe de la méningite cérébro-spinale épidémique a permis d'étudier son *mode de transmission* et de rechercher ses *portes d'entrée.*

L'*air* peut être l'agent vecteur des germes de la

(1) *Soc. méd. hôp. Paris*, 19 juillet 1901.

méningite cérébro-spinale. Buchanan (1) a constaté que la saison sèche favorise le développement des épidémies et que les cas d'infection se produisent principalement chez les individus exposés aux poussières. Kohlmann (2) a publié des observations où le transport et la dissémination des germes semblent dus au *linge* et à des *vêtements*. Le *contact personnel* paraît n'avoir qu'une faible importance dans la diffusion de la méningite cérébro-spinale, quoique Assimis (3) ait vu une infirmière contracter la méningite en soignant les malades.

Le diplocoque intracellulaire peut vivre dans notre organisme à l'état *latent*. Schiff (4), Antony l'ont rencontré dans le *mucus nasal* de gens bien portants ou atteints d'affections quelconques.

Les recherches de Scherer, de Jæger, de Rendu, de Jacobson (5), de Griffon et Gaudy, etc., ont montré qu'on le retrouve encore plus fréquemment dans les fosses nasales des méningitiques. Nous l'avons nous-même constaté dans plusieurs de nos observations. Griffon et Gaudy (6) ont vu également le diplocoque dans la *gorge* d'un malade atteint de méningite. Jæger, Lermoyez, Vaquez et Ribierre (7) ont signalé la *muqueuse auriculaire* comme une voie d'accès

(1) *British med. Assoc.*, 31 août 1901.

(2) *Berlin. klin. Wochensch.*, 1889.

(3) *Presse médicale*, 1898.

(4) *Centralb. f. inn. Med.*, 1898, n° 22, p. 577.

(5) *Contrib. à l'étude de l'origine bucco-naso-pharyngienne de la méningite.*, th. Paris, avril 1900.

(6) *Soc. méd. hôp. Paris*, 5 juillet 1901.

(7) *Soc. méd. hôp. Paris*, 8 mars 1901.

possible de l'infection diplococcique. Albert (1) a observé un cas où la porte d'entrée était un *abcès de la fesse* dans lequel il a retrouvé le diplocoque de Weichselbaum type.

Le passage des germes dans le sac clos de l'arachnoïde se fait par l'intermédiaire des *gaines lymphatiques* périvasculaires et des gaines arachnoïdiennes qui les entourent, grâce à un phénomène analogue à une diapédèse (2).

Causes prédisposantes. — Il est difficile de mettre nettement en lumière les influences grâce auxquelles le diplocoque de Weichselbaum *acquiert* ou *renforce sa virulence*. La coexistence d'autres maladies infectieuses avec certaines épidémies de méningite fit d'abord accorder quelque importance étiologique à ces rapprochements. C'est ainsi que l'on crut que la fièvre typhoïde, le typhus exanthématique, la fièvre récurrente, l'impaludisme, la rougeole étaient capables de déterminer l'apparition d'épidémies de méningite. Pour Laveran père et fils(3), pour Lemoine, c'est principalement la *scarlatine* qui développe les conditions favorables à l'évolution de l'infection des méninges. Pour Vigne (4), pour Camiade (5), c'est la

(1) *Arch. de méd. et de pharm. milit.*, octobre 1901.

(2) Sicard, th. Paris, décembre 1899.

(3) *Dict. encyclop. des sc. méd.*

(4) *Relation d'une épidémie de méningite cérébro-spinale observée à Aix-en-Provence*, th. Paris, juin 1895.

(5) *La méningite cérébro-spinale et les récentes épidemies de Bayonne*, th. Paris, 1899.

grippe qui joue ce rôle. Pour tous les partisans de la pneumococcie méningée, la *pneumonie* est le grand facteur étiologique de la méningite.

Toutes ces opinions sont passibles de nombreux reproches parmi lesquels leur multiplicité n'est pas le moindre. Les caractères épidémiologiques tout particuliers de la méningite cérébro spinale peuvent bien rappeler plus ou moins ceux de telle ou telle maladie contagieuse ; ils conservent toujours leur originalité propre. La scarlatine, la grippe, la pneumonie, etc., peuvent bien exister à l'état épidémique en même temps que la méningite cérébro-spinale ; mais on ne compte pas les épidémies de pneumonie, de grippe ou de scarlatine qui ne se sont pas accompagnées d'un seul cas de méningite. Ces diverses maladies existent même dans des régions où la méningite cérébro-spinale est totalement inconnue.

Une seule conclusion paraît ressortir de ces rapprochements ; c'est que *toutes ces maladies infectieuses* sont susceptibles de modifier le terrain, d'*affaiblir la résistance* du malade et d'*augmenter la virulence* du microbe. Et les infections qui agissent le plus activement sont précisément celles, comme la scarlatine et la grippe, qui déterminent du côté des fosses nasales et du pharynx des lésions à la faveur desquelles le diplocoque de Weichselbaum peut plus facilement envahir les méninges. Un simple *coryza* agirait de la même façon et Strümpell considère comme la règle que la méningite débute par un rhume intense.

L'*influence saisonnière* a une importance plus nettement appréciable. La méningite épidémique est très rare en été. A Marseille nous n'en avons relevé aucun fait du mois de juin au mois de novembre 1900. En 1901, les derniers cas se sont aussi produits en juin.

L'*encombrement*, l'*insalubrité* des logements ne paraissent pas entrer en jeu dans la production de la méningite cérébro-spinale. On a observé des épidémies dans des casernes placées dans les meilleures conditions hygiéniques. Le *non-acclimatement* et le *surmenage* pourraient être invoqués pour expliquer la préférence avec laquelle la ménirgite frappe les recrues dans les épidémies militaires; mais ces causes ne se retrouvent pas dans l'élément civil. Les *professions* paraissent également sans influence directe.

L'*âge* est un facteur de première importance. Dans les épidémies militaires, les jeunes soldats sont les plus atteints; dans la population civile, ce sont les enfants. Sur vingt-quatre observations, nous avons relevé neuf cas de 2 à 10 ans, quatre de 10 à 15, trois de 15 à 20, trois de 20 à 25, deux de 25 à 30, trois de 30 à 40. Nous avons noté quinze fois le *sexe* masculin, neuf fois le sexe féminin.

Nous ne pouvons pas affirmer qu'une atteinte de méningite cérébro-spinale détermine l'*immunisation*. Nous ne croyons pas cependant qu'on ait relaté de cas où la méningite ait récidivé à une lointaine échéance après guérison complète d'une première atteinte.

SYMPTOMATOLOGIE

Nous avons relevé un nombre de cas suffisant pour en tirer quelques observations au point de vue de l'étude clinique de la méningite cérébro-spinale. Depuis les anciennes descriptions classiques, les recherches actuelles ont notablement modifié le cadre de cette affection (1); nous sommes aujourd'hui en période d'évolution et tous les matériaux doivent être utilisés pour essayer de fixer à nouveau un type à la maladie cérébro-spinale.

Étude analytique des symptomes. — Aussi est-ce d'abord sous la forme analytique que nous étudierons les divers symptômes en faisant ressortir principalement les faits qui ont été observés au cours de l'épidémie marseillaise.

I. *Troubles nerveux.* — La localisation des lésions donne une importance toute particulière aux symptômes nerveux. Le névraxe réagit ici non pas tant à

(1) Cf. Labbé, *Gaz. des hôp.*, 1900, n° 108.

l'infection ou à l'intoxication générales qu'à l'inflammation localisée à ses enveloppes.

Les *symptômes psychiques* sont constants à la période aiguë. C'est souvent par des phénomènes d'*excitation intellectuelle* que s'ouvre l'évolution de la maladie. Le malade s'agite sur son lit, sans repos, parfois avec des hallucinations de l'ouïe et de la vue. Puis le *délire* survient, tantôt un délire modéré nocturne, tantôt un délire violent nécessitant l'emploi de la camisole de force (obs. XVI).

Mais le plus souvent, le délire n'est que transitoire et ce sont les phénomènes de *dépression* qui dominent. L'état de stupeur, le typhos, l'hébétude sont parfois les premiers et les seuls symptômes au début (obs. XVI). Le malade est plongé dans un état de somnolence profonde, dans une torpeur lourde dont il ne sort que pour se plaindre des vives douleurs qu'il endure. La prostration s'ajoute à la torpeur intellectuelle et le malade demeure comme accablé, perdant ses matières et ses urines (obs. XVII).

Le *coma* n'est que l'exagération de ces symptômes de dépression. Il survient tantôt dès le début et sans être précédé d'autres phénomènes cérébraux (obs. III), tantôt il succède à une période d'excitation, au délire et n'apparait que plus tardivement (obs. VI).

Cet état comateux est rarement complet, le malade n'est pas en résolution musculaire, la sensibilité et le mouvement ne sont pas totalement suspendus. Au contraire, les contractures persistent le plus souvent et les cris du malade attestent que, pour être inconsciente, la sensibilité n'en est pas moins conservée.

La *sensibilité* sous ses divers modes nous offre dans la méningite cérébro-spinale un ensemble de symptômes importants. Les troubles subjectifs, les douleurs sont constants. La *céphalalgie* apparaît dès le début et persiste souvent au delà de la période aiguë pendant une partie de la convalescence (obs. V). Localisée à la région frontale, plus souvent au niveau de la nuque, elle atteint une intensité parfois atroce et arrache au malade des cris déchirants. La *rachialgie* est presque constante; en général elle est plus marquée à la région lombaire; quelquefois elle est seulement réveillée par le contact.

Les *douleurs articulaires* sont quelquefois notées (obs. XX); ces arthralgies s'accompagnent parfois de fluxions articulaires, on observe alors de véritables arthrites infectieuses.

La *sensibilité objective* est aussi modifiée. Nous n'avons pu analyser les différentes modalités de la sensibilité tactile: contact, lieu, pression, température. Mais la recherche clinique la plus simple permet presque toujours de constater chez les méningitiques une vive *hyperesthésie* de toute la surface cutanée qui leur fait pousser des cris aussitôt qu'on les touche. Cette hyperesthésie est encore plus manifeste au niveau des masses musculaires et le moindre mouvement de leurs membres contracturés paraît réveiller chez ces malades de très pénibles sensations (obs. V, VII, XII).

L'*appareil visuel* peut être frappé de diverses

façons. Notons d'abord, comme symptôme rare, le *ptosis* de la paupière supérieure que nous avons vu se produire d'un seul côté chez le malade de l'observation XVI et qui, survenu en pleine période d'état, a subsisté à la guérison. Le *strabisme* divergent ou convergent, unilatéral ou bilatéral peut être observé (obs. X, XII, XVIII). L'état de subconscience des malades ou leur jeune âge ne permet pas de reconnaître la diplopie.

L'examen de la *pupille* est très impor. nt, on trouve noté dans quelques observations (obs. VI, XXI) du myosis; mais le plus souvent c'est la dilatation et l'inégalité des pupilles qui sont observées avec des modifications du réflexe pupillaire; celui-ci est constamment diminué, souvent compl .ement aboli (obs. IV, IX, XV, XVI); dans un cas (obs. V), nous avons noté la concordance remarquable des périodes d'aggravation avec la disparition du réflexe pupillaire; nous avons observé dans ce même cas la contraction par soubresauts (Coste) de la pupille (1).

Nous avons relevé parfois l'inflammation et la rougeur des conjonctives (obs. IX, XII), la photophobie (obs. XVIII).

Nous n'avons pas observé chez nos malades de lésions du fond de l'œil ; nous devons noter cependant la possibilité de lésions graves de la vision (Randolph) pouvant entraîner la cécité complète et définitive (obs. II).

(1) Cf. M. Coste : Du réflexe pupillaire dans quelques maladies infectieuses, *Cong. franç. de méd. Montpellier*, 1898, *Marseille médical*, 1898, p. 149.

L'appareil auditif peut être aussi le siège de lésions. Sans nous occuper des affecti. ns auriculaires qui paraissent primitives et ont été considérées comme des portes d'entrée de l'infection (Lermoyez, Vaquez et Ribierre), nous devons signaler la fréquence des lésions profondes de l'oreille qui peuvent persister après guérison de la maladie et entraîner la surdité (obs. III, XII), et même, chez les jeunes enfants, la surdi-mutité totale ou partielle (obs. XXII).

Les *troubles moteurs* sont des plus manifestes chez les méningitiques. La recherche des *réflexes tendineux* ne donne pas grandes indications chez ces malades. Le plus fréquemment recherché, le réflexe rotulien, est trouvé parfois exagéré (obs. V, VI, IX, XIV, XV, XXI), parfois aboli (obs. I, VII, XVI). Nous avons noté l'absence du réflexe de Babinski (obs. V, VII).

La *contractilité musculaire* est fortement modifiée. C'est l'état de *contracture* qui domine et c'est à lui que sont dus les symptômes les plus importants de la méningite cérébro-spinale, la raideur de la nuque, la position en chien de fusil, le signe de Kernig.

La *raideur de la nuque* est à peu près constante (Heubner) au moins à l'une des périodes de la maladie, surtout au début. Nous la trouvons notée dans toutes nos observations. Occasionnée par la contracture des muscles de la nuque, elle immobilise la tête dans la rectitude et souvent même la renverse en arrière. Si l'on essaie de fléchir la tête sur la poitrine, on ne peut y réussir et on réveille de vives douleurs ; de même les mouvements de latéralité sont difficiles et douloureux. Quand la raideur est peu marquée on s'en rend facilement compte lorsque, le malade étant couché dans le décubitus dorsal, on essaie de relever la tête au-dessus de l'oreiller ; le cou se raidit et si l'on insiste le malade est soulevé tout d'une pièce. Dans quelques observations nous avons constaté que c'était le symptôme le plus persistant, trente-sept jours (obs. V), quarante-cinq jours (obs. VII), cinquante-quatre jours (obs. XII).

La position en *chien de fusil* est moins constante, mais c'est encore un signe de grande fréquence. Le malade demeure couché sur le côté, indifféremment à droite ou à gauche, le dos courbé, les bras pliés sur la poitrine, les cuisses fléchies sur l'abdomen, les jambes fléchies sous les cuisses.

Parfois la contracture des muscles extenseurs de la nuque s'étend aux muscles du dos et on a alors l'*opisthotonos* caractéristique.

La contracture des membres n'est pas spontanément appréciable ; lorsque le malade est couché, même s'il est en chien de fusil, on peut sans résistance allonger ses membres inférieurs et supérieurs. Mais cet état de contracture devient manifeste lorsque le malade étant assis sur son lit, on essaie d'obtenir l'extension complète des membres inférieurs. Signalé pour la première fois par Kernig en 1882, ce signe a été tiré de l'oubli par Netter et sa fréquence rend les plus grands services dans le diagnostic de la méningite cérébro-spinale. Nous ne nous attarderons pas à expliquer la pathogénie de ce symptôme, nous ne ferions que répéter l'article de Chauffard (1). Mais nous insisterons sur sa constance dans notre épidémie marseillaise. Dans les cas où il a été recherché systématiquement, il a toujours été trouvé à un moment de la maladie ; son absence bien constatée n'est notée que dans une observation de méningite métapneumonique (obs. XXVI). Mais sa présence n'est pas constante dans toute l'évolution de la maladie chez le même malade. Le *signe de Kernig* peut apparaître tardivement (obs. X), il peut être intermittent (obs. II, XIII), il peut disparaître prématurément. Le plus souvent il persiste pendant toute la durée de la maladie (obs. VII, XXI) et même au cours de la convalescence (obs. V). Comme le dit Netter : « l'absence du signe de Kernig, au moins un certain temps, ne permet pas absolument de repousser le diagnostic de méningite ». Mais cette restriction sur la durée de ce symptôme étant admise, il reste que le signe de Kernig est l'un des plus constants et l'un des plus caractéristiques de la méningite cérébro-spinale.

Il est certains cas où le signe de Kernig ne peut être recherché ; le malade, entièrement contracturé, ne peut être assis ou bien il se raidit en opisthotonos aussitôt qu'on essaie de fléchir le tronc. La contracture des membres inférieurs peut être alors mise en évidence par un procédé analogue à celui qui permet

(1) Du signe de Kernig dans les méningites cérébro-spinales, *Presse médicale*, n° 27, 1901.

Cf. Roglet : *Contribution à l'étude du signe de Kernig dans les méningites*, th. Paris, 1900.

de rechercher le *signe de Lasègue* dans la sciatique. Le membre inférieur ployé au genou peut parfaitement être fléchi sur l'abdomen ; mais si l'on maintient la jambe en extension sur la cuisse, il est impossible d'obtenir la flexion de la cuisse sur le bassin.

La contracture des membres supérieurs est rarement notée (obs. XX), ainsi que le trismus (obs. XIX, XX).

La *paralysie* est bien moins fréquente chez les méningitiques que la contracture : nous avons vu plusieurs de nos malades mourir en plein état de contracture. La paralysie des muscles antérieurement contracturés survient cependant parfois dans les cas mortels, avec le coma le plus complet.

Plus rarement on a observé des paralysies localisées qui peuvent demeurer après guérison ou disparaitre sans laisser de traces (obs. XV, XVIII, XXII). L'observation III est un cas particulièrement intéressant d'hémiplégie transitoire.

Les *mouvements involontaires* sont peu fréquents. On observe parfois des tremblements, des soubresauts des tendons (obs. XI, XVI, XVII), de la carphologie (obs. XI). Ce sont là des phénomenes adynamiques qui ne s'observent que chez les sujets fortement atteints et qui constituent des signes pronostiques éminemment fâcheux.

Les *convulsions*, très rares chez l'adulte (obs. VIII), le sont moins chez l'enfant. Dans plusieurs de nos observations on les voit notées, soit au début (obs. X, XXI), où elles constituent un signe banal, analogue aux convulsions par lesquelles certains enfants à tare névropathique commencent toutes leurs pyrexies ; soit à la période d'état, où la signification est plus grave (obs. III, VII, IX, X, XV, XIX). Dans notre observation V, une convulsion généralisée, épileptiforme, est survenue au début de la période de convalescence et a été comme la dernière manifestation de l'inflammation méningienne.

C'est encore aux phénomènes nerveux que doivent être rattachés les *troubles vaso-moteurs* auxquels est dû le signe appelé par Trousseau *raie méningitique* (1). Il suffit de gratter avec l'ongle la peau du malade pour voir apparaître une large traînée rouge très persistante. Ce symptôme, s'il n'a pas toute l'importance qui lui a été primitivement accordée, paraît du moins d'une grande constance. Dans quelques cas il est tellement accentué qu'on note un véritable dermographisme (obs. II, VI, XVI), la simple pression des plis des draps et de la chemise déterminant sur la peau des malades des arabesques variées. C'est encore à des troubles vaso-moteurs que sont dus les changements brusques de coloration de la face (obs. XIII), les transpirations profuses (obs. XVII).

C'est peut-être aussi à des *troubles trophiques* qu'il conviendrait de rattacher les phénomènes de dénutrition intense qui ont été signalés par quelques auteurs dans les formes lentes et que nous retrouvons dans notre statistique aux observations VII et XII.

(1) Cf. Gigaut-Lafont : *Séméiologie de la raie méningitique chez l'enfant*, th. Paris, 1901.

II. — *Troubles digestifs.* — L'appareil digestif fournit un certain nombre de symptômes intéressants.

Dans les premiers jours, la *gorge* présente fréquemment une rougeur diffuse : quelquefois elle est recouverte de mucosités adhérentes (obs. IV, V). La présence de *ganglions* tuméfiés à l'angle de la mâchoire, parfois très persistants (obs. V), montre que cette inflammation n'est pas négligeable et qu'il y a lieu d'en tenir compte, surtout à propos de l'étiologie de la méningite cérébro-spinale.

La *langue* est tantôt humide, tantôt sèche et rôtie comme dans la fièvre typhoïde (obs. IV, XVI), toujours saburrale et indiquant un état gastrique mauvais. L'*anorexie* est absolue dans la période fébrile, mais elle persiste encore dans quelques cas longtemps après la défervescence et peut, par le dégoût profond que manifestent les malades, mettre un sérieux obstacle à la guérison (obs. II).

Les *vomissements* sont un des signes les plus précoces et les plus constants. Leur caractère principal est de survenir à l'improviste, sans nausées, sans efforts, en fusée : c'est le caractère commun des vomissements dus aux affections des centres nerveux ou aux névroses. Ils sont très fréquents au début tout à fait de la maladie, mais ils peuvent persister pendant la période aiguë et, dans certains cas, pendant la convalescence qu'ils compliquent alors des difficultés de l'alimentation.

Quelques malades présentent un certain degré de *dysphagie* dû au renversement de la tête en arrière.

Le patient est alors parfois obligé de se mettre debout pour pouvoir faire passer les aliments dans son œsophage (obs. II).

La *constipation* est un signe assez constant, mais variable. Presque toujours notée au début, elle cède en général assez facilement aux purgations et aux lavements. Elle est parfois d'une opiniâtreté considérable.

L'excavation de l'abdomen, le *ventre en bateau*, n'est qu'assez rarement signalée dans la méningite cérébro-spinale aiguë : dans la plupart de nos observations nous trouvons le volume du ventre normal, quelquefois un léger ballonnement.

La douleur abdominale, parfois spontanée, le plus souvent réveillée par la pression, est quelquefois signalée ; on la voit parfois localisée à la fosse iliaque droite (obs. V, XVI), probablement par suite de la stase des matières dans le cæcum. Parfois on trouve même du gargouillement dans la fosse iliaque droite (obs. XVI).

Le foie et la rate ne paraissent pas atteints dans la méningite cérébro-spinale. Nous avons noté une teinte subictérique chez un de nos malades (obs. XII). Dans notre observation V où la rate était très manifestement hypertrophiée, des antécédents palustres paraissent en être la seule cause.

III. *Troubles respiratoires*. — Les premières voies respiratoires peuvent être le siège de quelques symptômes. Le *coryza*, la *rhinite* postérieure à leurs divers degrés peuvent être constatés au début ou même avant l'apparition des phénomènes vraiment méningitiques.

Avec Rendu, Netter, d'Astros nous pensons que la voie nasale peut être fréquemment la porte d'entrée de l'agent causal de la maladie et, dans trois de nos cas (obs. I, IX, XVI), le mucus nasal renfermait des diplocoques ressemblant à ceux de l'exsudat méningé.

L'infection nasale peut se propager aux sinus frontaux (Merklen) et déterminer des phénomènes de sinusite conjointement aux symptômes méningitiques.

Un symptôme qui a été peu signalé et dont nous avons remarqué la fréquence dans nos divers cas est l'*épistaxis*. D'abondance variable, mais en général assez faible, l'épistaxis est notée dans les observations II, V, VI, XI, XVII ; le plus souvent à la période de déclin de la maladie.

Des *lésions pulmonaires* peuvent s'observer au cours de la méningite cérébro-spinale aiguë. Sans parler des méningites pneumococciques secondaires à des pneumonies, on peut observer la méningite à diplocoques de Weichselbaum chez un malade porteur d'un foyer pneumonique en activité (obs. VIII) (1).

Un léger degré de *congestion pulmonaire* s'observe assez fréquemment chez les méningitiques, même lorsque leur affection est nettement primitive (obs. V). D'autres fois on constate de la *bronchite* (obs. VI).

Les modifications du *rythme respiratoire* sont plus

(1) Voir également observation de Pic, in th. TALABER, Lyon, 1900.

ou moins accentuées. A la période fébrile, les mouvements respiratoires sont accélérés, mais la régularité du rythme persiste le plus souvent. On note parfois de la dyspnée sans lésions pulmonaires perceptibles à l'auscultation (obs. IV, XII). L'irrégularité de la respiration (obs. IV), qui peut parfois affecter le type de Cheyne-Stokes, est un symptôme assez rare dans la méningite aiguë et un indice des formes graves (obs. XI).

IV. *Troubles circulatoires.* — Le *pouls* ne présente pas de caractère bien précis. Nous l'avons trouvé *accéléré* dans nos observations ; mais la courbe de la fréquence du pouls n'est pas toujours superposable à la courbe thermique (obs. VII). Quelquefois le pouls reste rapide malgré l'abaissement thermique. Nous n'avons jamais noté le ralentissement du pouls pendant la période fébrile. Dans l'observation V la fréquence des pulsations est descendue au-dessous de 60 au début de la convalescence. Nous avons noté quelquefois l'*irrégularité* du pouls (obs. IV, V, VI, VII, XV, XXI), avec faux pas du cœur et même *arythmie cardiaque.* Transitoire dans l'observation V où la guérison est survenue, elle a coïncidé dans les observations VI, XI avec l'aggravation générale et l'apparition des symptômes adynamiques qui ont précédé la mort ; dans un cas, on notait une tendance au rythme en salve (obs. XI) ; dans un autre, un bruit de galop (obs. XVII).

La *tension artérielle* a été étudiée dans quelques observations et ne paraît pas devoir donner des indications bien importantes. Chez le malade de l'observation V qui a guéri elle est demeurée à peu près stationnaire, au-dessous de la normale mais sans grandes chutes. Dans les cas mortels elle a suivi une marche parallèle aux progrès de l'asthénie cardio-vasculaire, confirmant la loi générale de Marey. Le symptôme hypotension n'a pas grande valeur pronostique en lui-même, car le pouls et l'état général suffisent à faire voir l'aggravation (1).

La ponction lombaire n'a sur la tension artérielle qu'une influence très passagère et insignifiante, tantôt une légère élévation (1/2 centimètre de Hg, obs. VI ; 2 centimètres de Hg, obs. VII), tantôt un abaissement aussi peu important (1 cent. 1/2 de Hg, obs. XV).

L'*hématologie* de la méningite cérébro-spinale n'a fait l'objet d'aucune recherche dans nos observations. Aussi nous contenterons-nous de signaler les indications très précises de Billet (de Constantine) (2) qui, chez un malade, a pu constater outre, l'augmentation des leucocytes, surtout polynucléaires, observée déjà par plusieurs auteurs, une augmentation progressive du nombre des globules rouges atteignant une hyperglobulie très accentuée.

Les hémorragies ne sont pas signalées en dehors des épistaxis que nous avons déjà indiquées.

(1) Cf. G. Reynaud : *De la valeur clinique de l'hypotension artérielle dans les états toxiques et infectieux*. Th. Paris, juillet 1901.

(2) *Soc. méd. des hôp. de Paris*, 25 mai 1900, p. 130.

V. *Température.* — L'évolution thermique de la méningite cérébro-spinale n'a aucun caractère précis. Le plus souvent, la fièvre débute brusquement, s'élève d'emblée à 40° et cette *ascension brusque* s'accompagne d'un *frisson* violent ou, chez le jeune enfant, de convulsions. Elle persiste ensuite à un degré très variable, en général aux environs de 39°. Elle peut s'élever encore au moment de la mort ou rester stationnaire et même s'abaisser. Mais « l'absence de fièvre est compatible avec la réalité des lésions de la méningite cérébro-spinale et l'on ne doit pas se fonder sur l'apyrexie pour porter un pronostic favorable. » (Rendu). Dans un certain nombre de nos observations nous avons noté le *refroidissement périphérique* (obs. I, II, III, VI, XXII), coexistant tantôt avec une température centrale élevée, 39°-40° (obs. I), tantôt avec une température rectale de 37°-37°5 (obs. II, VI). Ces troubles de calorification ont été surtout marqués chez les enfants.

La *courbe thermique* est en général *irrégulière*, avec des rémissions et de brusques reprises. Cependant l'évolution *cyclique*, signalée par Launois et Camus (1), se retrouve dans deux de nos observations (obs. V, XVI). Dans la première, une chute brusque est survenue au neuvième jour comme dans les cas de Launois et Camus ; mais cette défervescence n'a pas été définitive et une courbe très irrégulière a accompagné la prolongation de la maladie jusqu'à l'apparition de la convalescence, marquée au vingt-

(1) *Soc. méd. des hôp. de Paris*, 21 juin 1901.

cinquième jour par une nouvelle chute brusque de 2°. Dans la seconde, une défervescence précritique s'est faite au douzième jour, de 39°1 à 37°5, et le lendemain l'abaissement de 38°1 à 37° s'est accompagné de la brusque entrée en convalescence. Dans d'autres cas la défervescence se fait lentement, plus ou moins coupée d'irrégularités. L'hypothermie a été parfois notée au début de la convalescence (obs. V), et dans les formes prolongées (obs. XII).

VI. *Échanges nutritifs. Urines.* — *L'urologie* de la méningite cérébro-spinale est à peine ébauchée. La quantité des urines est diminuée pendant la période d'état ; on peut même observer une véritable anurie, le malade restant plus de vingt-quatre heures sans uriner (obs. IV), indépendamment des cas rares de paralysie de la vessie ou de contracture du sphincter.

Dans l'observation V nous avons pu observer une énorme augmentation des *urates*. Les urines, très limpides à l'émission, se transformaient par le refroidissement en une véritable boue d'urates. L'acidité était très élevée. Cette décharge uratique a diminué à mesure que le malade s'améliorait.

L'*albuminurie* a été notée dans quelques cas (obs. V, VI). Elle a toujours été peu abondante, passagère, limitée à la période fébrile.

La *toxicité urinaire* n'a pu être étudiée.

VII. *Peau.* — La surface cutanée peut être, chez les méningitiques, le siège d'éruptions variables.

Nous avons déjà signalé, comme troubles nerveux vaso-moteurs, la raie méningitique de Trousseau et l'intensité qu'affecte parfois ce dermographisme.

L'*herpès* est la plus caractéristique des éruptions de la méningite cérébro-spinale C'est aux lèvres et autour du nez qu'il apparait le plus souvent, mais il peut s'étendre à d'autres régions (obs. III, VI). Il peut aussi manquer très souvent, Netter a signalé sa rareté dans l'épidémie parisienne. Dans nos observations, nous ne le trouvons pas fréquemment noté (obs. III, VI).

D'autres éruptions, très variables, très polymorphes, ont été signalées. Nous les avons rarement observées chez nos malades et leur variabilité même leur enlève toute importance. Nous avons vu des sudamina abondants chez un malade (obs. VII) qui présentait des sueurs profuses.

Pendant la convalescence nous avons noté dans un cas (obs. XVI) une poussée de furoncles et d'abcès à la région fessière.

VIII. *Système locomoteur.* — Les muscles sont parfois, dans la méningite cérébro-spinale, frappés d'une atrophie généralisée qui peut dans des cas prolongés ou à rechutes atteindre un degré étonnant (1).

Les articulations sont assez souvent le siège de douleurs; quelquefois elles subissent une inflamma-

(1) Dans un cas de Billet le poids total du corps était tombé à 20 kilogrammes, chez un adulte.

tion plus ou moins intense et on a vu survenir des arthrites purulentes.

Description générale synthétique. — Formes. — Nous venons de voir, par ce rapide exposé analytique, combien sont variables les manifestations cliniques qui traduisent la réaction de l'organisme à l'infection méningitique. Les modalités symptomatiques sont subordonnées à la virulence du microbe, au degré de résistance du malade, aux localisations plus ou moins marquées du processus inflammatoire sur tel ou tel point des enveloppes crânio-rachidiennes, aux infections secondaires, aux tares antérieures du malade.

Aussi n'est-ce qu'un cadre que nous voudrions tracer au tableau clinique d'ensemble de la méningite cérébro-spinale, d'après les observations que nous rapportons.

A. *Début.* — L'invasion est marquée par l'élévation brusque de la température. Le malade réagit par un frisson violent ou quelques frissons répétés ; si c'est un enfant, par des phénomènes convulsifs. La température s'élève aux environs de 40°, la céphalalgie s'installe et atteint rapidement une violence extrême, la rachialgie apparait ainsi que l'hyperesthésie. Les vomissements en fusée se répètent. L'agitation est extrême, le délire survient, quelquefois la perte complète de connaissance, le coma lui succède très rapidement. La raideur de la nuque est un des signes les plus précoces et les plus caractéristiques au début.

B. *Période d'état.* — La brusquerie du début amène rapidement le malade à la période d'état. Les symptômes nerveux prennent une intensité progressivement croissante. La céphalalgie, la rachialgie deviennent intolérables. Les contractures apparaissent et s'étendent : raideur de la nuque et du tronc, signe de Kernig, parfois opisthotonos. Les pupilles se dilatent et cessent de réagir à la lumière. L'agitation et le délire persistent ou bien le coma survient, entrecoupé de plaintes, de cris aigus. La fièvre est moyenne, aux environs de 39°; le pouls et la respiration s'accélèrent. Les vomissements sont moins fréquents qu'au début. La constipation est de règle, la dysurie fréquente. La bouche est sèche, les lèvres présentent fréquemment des éruptions herpétiques.

La mort peut survenir au cours de cette période d'excitation, en état de contracture, avec des convulsions. Plus souvent, lorsque l'issue doit être fatale, les phénomènes de dépression et d'adynamie la précèdent de plus ou moins longtemps. C'est alors le coma complet qui apparaît avec paralysie et insensibilité générales, avec phénomènes adynamiques, soubresauts des tendons, carphologie. La température peut s'élever beaucoup à cette période terminale. Le pouls devient irrégulier, incomptable, la pression artérielle s'abaisse. La respiration s'accélère et devient irrégulière, parfois les muscles respiratoires se paralysent et la mort est due à l'asphyxie.

Dans les cas les plus heureux, la période d'état dure un temps variable, puis les symptômes s'amendent, tantôt brusquement, simulant le type critique de la pneumonie, tantôt graduellement au cours d'une période plus ou moins prolongée de déferveseence.

C. *Période de déclin.* — Absente dans les cas de défervescence critique, cette période succède d'ordinaire assez insensiblement à la période d'état. L'agitation se calme, le malade reprend connaissance. Les contractures disparaissent peu à peu ; le signe de Kernig s'atténue très lentement, la raideur de la nuque qui a été la première à apparaître est la dernière à s'atténuer. La température décrit une courbe très irrégulière, rappelant parfois le stade amphibole de la fièvre typhoïde. Le pouls et la respiration reviennent à la normale. L'alimentation est souvent difficile. Le malade n'a plus en général de vomissements, mais il manifeste un dégoût absolu pour toute alimentation et ce défaut de nutrition retarde la convalescence. Quelquefois même la mort survient à cette période par défaut de nutrition du malade qui, arrivé à l'apyrexie, ne conservant plus ou presque plus de troubles nerveux, tombe dans un état de cachexie et de marasme dans lequel il succombe (obs. VII et XII).

D. *Convalescence.* — La convalescence est en général assez longue. On peut noter un peu d'hypothermie et une légère bradycardie. Mais c'est surtout l'affaiblissement de l'énergie musculaire qui domine. La marche reste indécise, la fatigue survient au moindre effort. C'est à ce moment que se tranche la question des complications passagères ou des séquelles définitives. Les troubles psychiques ou sensoriels qui ont persisté jusqu'à la convalescence ont bien des chances de rester stationnaires, de constituer des infirmités définitives.

Tel est, esquissé dans ses grandes lignes, le tableau clinique de la méningite cérébro-spinale dans ses *formes moyennes*. Mais la variabilité d'évolution qui est, pour ainsi dire, la caractéristique de cette maladie crée à côté de ce type moyen un certain nombre de formes et de modalités cliniques.

Nous n'insisterons pas sur les formes *foudroyantes* où l'évolution de la maladie peut se faire en quelques heures et entrainer une mort extrêmement rapide au milieu de phénomènes tantôt très accentués, tantôt complètement larvés.

Les formes *lentes*, au contraire, peuvent affecter une marche subaiguë ; les diverses périodes se prolongent, le malade tombe dans un état de cachexie extrême, après lequel la convalescence est très l ngue.

Les formes *frustes* ont été l'objet d'un travail récent de Pinault (1) et d'un article de Sicard (2) ; nous n'y reviendrons pas.

La marche de la maladie peut, dans certains cas, affecter une évolution absolument intermittente. Après une phase continue avec tous les symptômes

(1) Thèse Paris, 26 juin 1901.
(2) *Presse médicale*, 21 août 1901

typiques, survient une rémission qui paraît être le début de la convalescence. Mais un retour des accidents ne tarde pas à se manifester et on peut ainsi assister à une série de rémissions, séparées par des reprises. Quelques symptômes, le signe de Kernig, la rigidité du cou, ne disparaissent pas complètement pendant les périodes d'euphorie et attestent la continuité de l'évolution dans ces formes *à rémissions* (d'Astros) (1).

Notons enfin dans cette étude des variations de l'ensemble symptomatique que le début de la méningite cérébro-spinale n'est pas toujours aussi brusque que nous l'avons décrit. Dans quelques cas, des symptômes *prodromiques* peuvent apparaître ; pendant une huitaine de jours avant le début des symptômes cardinaux, le malade se plaint de malaise général, sans localisations morbides, ou seulement avec une légère céphalalgie, quelques vertiges et parfois des vomissements. Puis la méningite éclate et la ponction lombaire permet de retrouver le diplocoque de Weichselbaum. Une observation de Troisier et Netter (2) est typique à ce sujet. Et sans doute des recherches plus complètes permettront fréquemment de rapporter à cette période prodromique mal connue de la méningite cérébro-spinale un grand nombre de ces cas classés sous la rubrique de grippe précédant la méningite et invoqués par les partisans de la méningite grippale.

(1) Comité Médical des B. d. R. 1er juin 1900, *Marseille médical*, 1er juillet 1900.

(2) *Soc. Méd. hôp. Paris*, 26 janv. 1900, p. 56.

Complications. — Les complications sont fréquentes dans la méningite cérébro-spinale. Elles ont été bien étudiées et nous ne ferons que les signaler rapidement.

Les *séreuses* peuvent être envahies par l'infection : on observe des pleurésies, des péricardites, surtout des arthrites purulentes. Le cœur, le foie, les reins peuvent être lésés comme dans toute maladie toxi-infectieuse.

Le *nez* et la *gorge* peuvent être le siège, non seulement du coryza et de l'angine qu'on trouve fréquemment au début de la maladie, mais de suppurations graves, de rhinites purulentes avec sphacèle de la muqueuse, d'abcès de l'amygdale, de pharyngite gangréneuse.

Du côté de l'*oreille* on observe aussi, outre l'otite moyenne primitive possible au début, des infections secondaires graves, déterminant soit une otite moyenne suppurée, soit seulement des lésions de l'oreille interne qui passent inaperçues tout d'abord mais se traduisent après la guérison de la méningite par la surdité complète et incurable (obs. III) et, chez les jeunes enfants, par la surdi-mutité.

Nous avons noté, dans l'étude des symptômes, les lésions qui peuvent frapper l'*appareil visuel*. Quelques-unes de ces lésions, par leur gravité, par leur persistance à l'état de séquelles de la maladie, sont de véritables complications. La névrite optique, uni ou bilatérale, peut déterminer l'amaurose ou la cécité complète. L'iritis, l'irido-choroïdite, l'inflammation de l'œil tout entier sont aussi observées ; parfois leur évolution tourne court et la restitutio ad integrum est possible; dans d'autres cas il se développe secondairement une cataracte; rarement enfin survient une panophtalmie et la fonte purulente de l'œil. La conjonctivite purulente simple n'est pas très rare.

Les troubles de l'*appareil moteur de l'œil* persistent parfois comme reliquat. La paralysie de la sixième paire serait la plus fréquente. Nous avons vu un cas où les lésions de la troisième paire ont laissé à titre d'infirmité persistante un ptosis de la paupière droite (obs. XVI). Le strabisme s'observerait assez souvent à la suite de la méningite cérébro-spinale (Randolph).

Des *troubles psychiques* peuvent aussi survenir et laisser à leur suite des troubles graves de l'intelligence et de la mémoire.

Schultze (de Bonn), Dalché (1) ont signalé la *poliomyélite* antérieure parmi les complications de la méningite cérébro-spinale.

Pronostic. — La moyenne de la mortalité dans la méningite cérébro-spinale est extrêmement variable suivant les divers auteurs, dans les diverses épidémies. La facilité plus ou moins grande avec laquelle les statistiques admettent les cas abortifs (Colin) peut expliquer certaines de ces variations. Mais la principale cause de ces différences est la virulence variable que peuvent présenter les éléments pathogènes.

(1) *Soc. méd. des hôp. de Paris*, 21 octobre 1898.

Comme le dit Dieulafoy, il n'existe pas une méningite cérébro-spinale aiguë, mais des méningites cérébro-spinales, causées par les agents les plus variés. La principale erreur des statistiques est d'avoir confondu sous la même rubrique tous les cas de méningite cérébro-spinale, sans montrer la gravité variable qui relève de la présence du diplocoque de Weichselbaum, du pneumocoque ou des bactéries d'infections secondaires. C'est dans la méningite à diplocoques de Weichselbaum que la mortalité est la moindre ; elle s'abaisse jusqu'à 40 p. 100.

Dans les cas que nous avons réunis, nous obtenons suivant la classification que nous avons adoptée, les chiffres suivants :

I. — Méningites cérébro-spinales à diplocoque de Weichselbaum bactériologiquement constaté :

9 observations, 2 guérisons, 7 décès.

II. — Méningites cérébro-spinales avec polynucléose sans microorganismes :

8 observations, 2 guérisons, 6 décès.

III. — Méningites cérébro-spinales non vérifiées par la ponction lombaire :

7 observations, 5 guérisons, 1 décès.

Dans un cas l'issue de la maladie n'a pas été connue.

Nous relevons donc 9 guérisons et 14 décès, soit une *mortalité* totale de *60,8 p. 100*. Le pronostic est bien moins défavorable que dans les méningites secondaires, dont les huit cas que nous avons réunis ont tous été mortels.

Il est difficile, dans une maladie aussi complexe et aussi variée d'aspect que la méningite cérébro-spinale, de fixer la valeur pronostique des divers symptômes. Nous avons vu, dans l'exposé analytique que nous en avons fait, les principales indications qu'on en peut tirer, mais les formes les plus graves sont encore susceptibles de guérison alors que certains malades meurent sans presque avoir présenté de symptômes. Une des indications les plus importantes est donnée par l'apparition des phénomènes de *paralysie* et d'*adynamie*. Les paralysies multiples, les soubresauts des tendons, la carphologie, l'*asthénie cardio-vasculaire* avec arythmie cardiaque et hypotension sont du plus fâcheux pronostic. Au contraire, la disparition des contractures et de l'agitation cérébrale coïncidant avec un abaissement régulier de la température permettent d'espérer la guérison.

On ne devra pas oublier la possibilité des *rémissions* et des *rechutes*. L'évolution ne sera pas considérée comme épuisée tant que le malade conservera des signes de contracture. Le signe de Kernig et la raideur de la nuque sont en général les sympômes les plus persistants et dont la disparition marque la *restitutio ad integrum* des méninges.

Alors même qu'on sera sûr de la guérison, il conviendra de faire les plus grandes réserves au sujet des *reliquats* que peut laisser derrière elle l'infection méningienne. Il est nécessaire d'examiner soigneusement les organes sensoriels, de tâter l'intelligence de son malade et de prévenir son entourage qu'il peut, après guérison de la maladie, conserver des infirmités.

Quant à la valeur pronostique des conditions individuelles, nos observations ne nous donnent pas de renseignements suffisants sur l'influence du sexe, de l'âge, de l'acclimatement des malades pour nous permettre de généraliser.

DIAGNOSTIC

L'étude des grands symptômes de la méningite cérébro-spinale a montré leur valeur diagnostique générale. Céphalalgie, raideur de la nuque, signe de Kernig, tel est dans son plus simple exposé le syndrôme qui traduit l'infection des méninges cérébro-spinales.

Le diagnostic différentiel avec le tétanos, la grippe, la fièvre typhoïde à forme ataxo-adynamique, la méningite tuberculeuse, le méningisme hystérique, etc., est souvent très délicat. Nous n'insisterons pas sur cette question; ce chapitre du diagnostic est trop bien traité dans la thèse de Canuet pour qu'il y ait intérêt à le refaire.

Nous voudrions, par contre, insister tout spécialement sur le procédé dont l'emploi est le plus précieux moyen de diagnostic : la ponction lombaire.

La ponction lombaire. — Technique opératoire (1). — Elle a été pratiquée pour la première fois en 1890

(1) Cf. SICARD : La ponction lombaire, *Presse méd.*, 6 décembre 1899.

par Quincke (de Kiel). La technique fixée par cet auteur est simple. Le malade est couché sur le côté, les jambes sont repliées sous le corps, le dos arrondi. Un trocart fin, de 1 millimètre de diamètre environ, est introduit entre deux vertèbres, de la troisième à la cinquième lombaire. Chez l'enfant, on enfonce directement l'aiguille sur la ligne médiane ; chez l'adulte, la résistance du ligament interépineux arrêterait le trocart et il faut l'éviter en ponctionnant à un travers de doigt en dehors de la ligne médiane et en dirigeant l'aiguille obliquement en dedans.

Chipault conseille la ponction lombo sacrée, entre la cinquième vertèbre lombaire et la première vertèbre sacrée. Une ligne réunissant les deux épines iliaques postérieures et supérieures peut servir de point de repère pour trouver cet espace. Le trocart de Chipault mesure 1 ou 2 millimètres de diamètre, 10 centimètres de longueur et il porte une division en centimètres qui permet de régler exactement la pénétration. Un tube de verre peut être adapté au moyen d'un ajutage en caoutchouc au pavillon du trocart et servir comme manomètre pour mesurer la tension du liquide céphalo-rachidien.

Furbringer, Netter indiquent la position assise et inclinée en avant comme un bon moyen d'élargir le champ opératoire.

Nous avons pratiqué indifféremment la ponction lombaire entre la quatrième et cinquième vertèbre lombaire, ou la ponction lombo-sacrée, celle-là de préférence à celle-ci. L'instrument est dirigé en avant et légèrement en haut suivant la direction des apophyses épineuses, et, quand la ponction n'est pas médiane, un peu en dedans. La profondeur, très variable suivant l'âge, l'est aussi suivant les sujets, suivant l'épaisseur de leurs muscles et de leur tissu adipeux sous-cutané. On peut compter 2 centimètres à 2 centimètres 1/2 chez l'enfant de deux à trois ans, 5 à 7 centimètres chez l'adulte moyen. On arrive d'ailleurs assez rapidement à se rendre compte, par les sensations perçues au cours de la ponction, du moment où l'on a suffisamment pénétré. La pointe de l'aiguille, qui a quelquefois buté contre la face postérieure de l'os, s'engage à frottement dur entre les deux vertèbres et la main sent une résistance qui disparaît au moment où, ce défilé étant franchi, le trocart pénètre dans le canal neural. L'instrument de Chipault n'est donc nullement indispensable et le simple trocart à thoracentèse de l'aspirateur de Potain nous a rendu les mêmes services. Nous avons pratiqué toutes nos ponctions sur le malade couché ; on ne peut pas toujours faire asseoir aisément un méningitique contracturé, délirant ou dans le coma. La difficulté opératoire n'est pas notablement augmentée par le décubitus et, d'après certains auteurs, les risques de syncope seraient moindres.

La *ponction lombaire* ne saurait en aucun cas présenter le moindre *danger*. Elle a été faite dans les maladies les plus variées, méningites aiguës ou chroniques, hémorragies méningées, affections de l'axe cérébro-spinal, maladies mentales, maladies générales, soit en vue de recherches scientifiques, soit comme procédé thérapeutique ; elle a été employée fréquemment par les chirurgiens pour pratiquer l'anesthésie cocaïnique. Aucun accident n'a jamais été relevé qui fût imputable à la ponction de la séreuse arachnoïdienne. Son *innocuité* est donc aussi absolue que celle de la ponction des séreuses pleurale ou abdominale.

La *quantité de liquide* recueilli par la ponction est très variable, de 2 ou 3 cent. cubes à 50 et même 70 cent. cubes. Il ne paraît pas y avoir d'inconvénient à laisser écouler une quantité aussi grande de sérosité à condition que son issue se fasse spontanément, sans aspiration.

Les accidents notés à la suite d'une trop grande soustraction de liquide s'observent surtout dans les cas de méningite tuberculeuse où l'épanchement peut atteindre et même dépasser 100 centimètres cubes. Cette abondance de l'exsudat ne se rencontre généralement pas dans la méningite aiguë. On pourra du reste toujours, si l'on a la moindre crainte, ne retirer que 10 à 20 centimètres cubes. Le liquide s'écoule par le trocart avec plus ou moins de pression, le plus souvent goutte à goutte. Des flocons fibrino-purulents s'engagent parfois dans le tube et empêchent l'écoulement ; on pourra désobstruer le passage avec un mandrin mousse, mais il ne faudra jamais pratiquer d'aspiration.

Examen du liquide. — Le simple examen à l'œil nu de l'exsudat ne saurait donner des renseignements utiles. La quantité de liquide recueilli, son *aspect* ne constituent pas des signes suffisants de diagnostic. Cependant l'opinion sera déjà largement éclairée lorsque le liquide de ponction sera franchement *purulent* comme nous l'avons trouvé par exemple dans nos observations V et IX. On a signalé aussi comme un utile élément de diagnostic différentiel le coagulum fibrineux d'aspect particulier qui se forme au centre des tubes contenant du liquide céphalo-rachidien de méningite tuberculeuse. Nous avons pu nous même vérifier plusieurs fois cet aspect dans des cas où la présence du bacille de Koch a été démontrée.

C'est l'*examen bactériologique* du liquide qui peut seul donner des indications formelles, en mettant en évidence le microorganisme qui a infecté les méninges. Nous avons déjà étudié le *diplocoque de Weichselbaum* dont la présence permettra de préciser le diagnostic de méningite cérébro-spinale épidémique. Rappelons qu'on le reconnaitra à sa *forme* en grains de café accolés deux à deux, à sa *présence* dans l'*intérieur* des *leucocytes*, à sa *décoloration* par la *méthode de Gram*, à ses caractères de *culture*. Si l'on hésitait entre cette espèce et le pneumocoque de Talamon-Frænkel on trancherait la question en *inoculant* une goutte de pus *sous la peau* d'une *souris blanche*; cet animal mourra d'infection généralisée s'il s'agit du pneumocoque, il résistera s'il s'agit du diplocoque de Weichselbaum.

La recherche du méningocoque devra être faite avec soin : les diplocoques sont souvent très *rares* dans l'exsudat séro-purulent ; quelquefois cette rareté se complique de l'existence de *microbes associés* (Huber, Simonin) dont l'abondance et la vitalité pourraient masquer la présence de l'agent primitif.

L'observation la plus minutieuse ne permet pas toujours de retrouver par l'examen direct ou par la culture le diplocoque intra-cellulaire. Le diagnostic pourra dans ces cas tirer parti de la *méthode cytologique* (1) préconisée par Widal, Sicard et Ravaut. L'examen direct ou après centrifugation de l'exsudat recueilli dans les méningites épidémiques montre une grande quantité de leucocytes polynucléaires. Ces éléments histologiques n'existent jamais dans le liquide céphalo-rachidien normal où on ne rencontre que de très rares cellules mononucléaires. Dans les méningites tuberculeuses ces lymphocytes uninucléés deviennent très abondants. Dans les méningites aiguës c'est la *polynucléose* qui prédomine.

C'est grâce à ces notions que nous avons pu ranger dans notre recueil de faits les observations X à XVII où il n'a été constaté aucun microbe. Mais le *cytodiagnostic* n'est pas absolu et doit être rapproché des autres symptômes cliniques pour avoir toute sa valeur. C'est ainsi que la polynucléose a été retrouvée non seulement dans les méningites épidémiques mais dans toutes les méningites aiguës, dans le tabès, la paralysie générale. Labbé et Castaigne l'ont rencontrée dans une méningite probablement syphilitique, Marcou-Mutzner (2) l'a signalée récemment

(1) *Soc. méd. des hôp. de Paris*, 1901, 18 janvier, 23 janvier, 25 avril, 24 mai.

(2) *Arch. gén. de méd.*, sept. 1901.

dans une méningite tuberculeuse chez un malade atteint de granulie. Par contre la lymphocytose peut être observée dans des cas de méningite aiguë quand le cyto-diagnostic est pratiqué à une époque très éloignée du début. Il suffira d'avoir l'attention attirée sur ces faits pour éviter des erreurs d'interprétation et de diagnostic.

Widal, Sicard et Ravaut (1) ont encore appliqué la *cryoscopie* au diagnostic des méningites. Ils ont montré que le point cryoscopique du liquide céphalo-rachidien était abaissé chez les méningitiques. Mais cette *hypotonie* existe dans la méningite tuberculeuse comme dans les méningites aiguës et ne peut servir à différencier ces deux formes.

L. Bard (2) a indiqué un procédé beaucoup plus élégant et clinique pour déterminer la *tonicité* du liquide céphalo-rachidien par son action sur les globules rouges du porteur. Il a également constaté l'hypotonocité de l'exsudat méningitique par rapport au sérum sanguin.

L'étude des *troubles de la perméabilité* des méninges (3) a donné à Widal, Sicard et Monod et à Griffon des résultats intéressants pour le diagnostic des méningites. A l'état normal, la membrane-arachnoïdo-pie-mérienne oppose une barrière infranchissable aux substances solubles qui pourraient la pénétrer de dehors en dedans, du sang vers le liquide céphalo-

(1) *Soc. Biologie*, 20 oct. 1900.

(2) *Soc. Biologie*, 16 fév. 1901.

(3) *Soc. Biologie*, 3 nov. 1900.

rachidien. Si l'on fait prendre à un sujet sain de l'iodure de potassium, ce corps ne se retrouvera pas dans le liquide obtenu par ponction lombaire. La perméabilité *n'est pas augmentée* dans les cas de méningite aiguë et l'iodure n'apparaît pas davantage dans l'exsudat séro-purulent de ces malades. Par contre, dans la méningite tuberculeuse, la barrière se laisse franchir et les réactions chimiques permettent de déceler rapidement le passage de l'iodure dans le liquide céphalo-rachidien.

Grâce à cette série de recherches, la ponction lombaire permettra donc mieux que tout autre procédé clinique de poser un diagnostic ferme de méningite. Nous répéterons encore que cette pratique est absolument inoffensive; nous ne devrons donc jamais hésiter dans les cas difficiles à nous servir d'une source aussi précieuse de renseignements.

TRAITEMENT

Les mesures prophylactiques à appliquer à la méningite cérébro-spinale épidémique sont d'ordre général. L'*isolement* des malades est utile, quoique la contagion d'individu à individu soit rare; la *désinfection* est justifiée.

Les personnes vivant dans un milieu suspect devront surtout employer les mesures préventives individuelles. On pratiquera soigneusement des *lavages* antiseptiques de la *bouche* et du *nez* : ce sont les voies que paraît suivre le contage pour envahir les amygdales, le rhino-pharynx, la trompe d'Eustache et l'oreille moyenne avant d'atteindre les méninges.

Nous n'insisterons pas sur les diverses médications proposées contre la méningite cérébro-spinale. Le traitement rationnel de cette maladie a été institué par Netter et nous avons plusieurs fois constaté les bons effets de sa méthode. Elle se résume à l'emploi des *bains chauds* et de la *ponction lombaire*.

« Je donne les *bains chauds*, dit Netter, à 38°, 39° ou 40° et d'une durée moyenne de *vingt-cinq minutes*. Je les fais renouveler *toutes les trois ou quatre heures*, la nuit comme le jour. Je les continue avec la même rigueur pendant tout le cours de la période aiguë. Pendant la convalescence, je prescris de les répéter moins souvent mais sans les interrompre. Les bains chauds sont toujours bien supportés par les malades (adultes comme enfants). Leur bonne influence se traduit très vite par la diminution de la douleur et des contractures. Je ne leur attribue pas seulement une influence sur les symptômes, je crois qu'ils agissent sur l'agent pathogène de la méningite et je suis assez disposé à leur accorder une sorte d'action spécifique. Cette médication a été employée pour la première fois avec succès par Aufrecht (de Magdebourg) en 1894, et préconisée depuis par Woroschilsky, Borling, Kellmeyer et Steckel. »

Netter ajoute : « Après avoir considéré la *ponction lombaire* comme utile seulement pour le diagnostic, j'ai été amené à revenir à l'opinion première de Quincke, qui lui accorde avec raison une grande valeur curative. » Il conseille donc les ponctions lombaires répétées — il est arrivé dans un cas à onze ponctions sur le même malade — jusqu'à ce que le liquide redevienne normal à l'examen microscopique. La ponction pratiquée sans aspiration est absolument inoffensive. (Pour la technique de l'opération voir plus haut au chapitre du diagnostic.) La quantité de liquide retiré du sac rachidien est très variable; elle ne dépasse pas parfois 2 ou 3 centimètres cubes, mais elle est en moyenne de 20 à 30 centimètres cubes et peut atteindre sans inconvénient 70 centimètres cubes.

La ponction lombaire agirait par *décompression* et surtout par *suppression* des microbes et de leurs produits toxiques, puisés au point le plus déclive où ils sont naturellement portés à se réunir. Il n'est pas nécessaire pour assurer ce drainage de recourir à la laminectomie préconisée par divers auteurs (Netter) (1).

Nous ajouterons qu'il nous a paru y avoir tout avantage à pratiquer la ponction lombaire le plus tôt possible. C'est là une opération très simple, qui ne nécessite aucune instrumentation spéciale; le trocart de l'aspirateur de Potain qui est dans toutes les mains suffit largement. La difficulté opératoire n'est pas telle qu'elle puisse arrêter un praticien quelconque. L'innocuité de la ponction est absolue si les soins d'antisepsie ont été bien observés. Il n'y a donc aucun intérêt à retarder une intervention qui précisera le diagnostic et évitera au névraxe le contact prolongé d'éléments infectieux et toxiques.

A ces deux procédés thérapeutiques d'autres éléments peuvent s'ajouter à titre d'adjuvants. Les injections hypodermiques de *sérum artificiel* à haute dose, jusqu'à 1 litre et plus par jour, peuvent, à la période aiguë, contribuer à la lutte contre l'intoxication, par la diaphorèse et la polyurie qu'elles provoquent. A dose plus faibles (200 à 300 centimètres cubes), elles rendront de grands services dans les cas prolongés, à convalescence tardive et pénible, en excitant la nutrition générale.

(1) *Soc. med. hôp. Paris*, 28 juillet 1899, p. 752; 11 mai 1900, p. 564.

Le *calomel* à doses fractionnées, 1 centigramme toutes les heures, agit utilement contre la constipation de la période d'état et favorise la décongestion du système nerveux central.

L'application de *glace sur la tête* est un bon moyen, mais à la condition d'être employé sans interruption, pratique qui exige une grande surveillance pendant la période d'agitation.

D'autres médicaments peuvent être indiqués par les modalités symptomatiques ; ce ne sont jamais que des palliatifs, utiles quelquefois, mais qui ne doivent pas entrer en concurrence avec le traitement général et pour ainsi dire spécifique par les bains chauds et la ponction.

CONCLUSIONS

I. — Une épidémie de méningite cérébro-spinale a été observée à Marseille en 1900-1901 ; elle a évolué en deux poussées, janvier-mai 1900 et novembre 1900-juin 1901, pendant lesquelles nous avons relevé vingt-quatre observations. Le principal foyer paraît être un quartier situé dans la partie nord de la ville, autour de la place d'Aix.

II. — Le diplocoque de Weichselbaum a été le seul agent infectieux que nous ayons rencontré dans les cas de méningite cérébro-spinale primitive : nos observations viennent donc appuyer l'opinion qui fait de cette espèce microbienne l'agent spécifique de la méningite épidémique.

III. — La pénétration des germes infectieux paraît se faire surtout par les fosses nasales ; nous avons trouvé le diplocoque dans le nez de plusieurs de nos malades.

IV. — La méningite épidémique est une maladie spéciale et indépendante ; les autres maladies infectieuses n'interviennent dans son développement que comme causes prédisposantes banales.

V. — La méningite cérébro-spinale épidémique frappe surtout les enfants et les jeunes gens. C'est une maladie d'hiver.

VI. — L'étude analytique des symptômes nous a montré l'importance des signes de contracture (raideur de la nuque, signe de Kernig). Nous avons signalé la fréquence de l'épistaxis et fait quelques recherches sur la tension artérielle dans la méningite.

VII. — L'étude des formes cliniques nous a permis de distinguer des formes moyennes, foudroyantes, frustes, prolongées, à rémissions ; nous avons noté la possibilité de symptômes prodromiques au lieu du début brusque habituel.

VIII. — Les complications et les séquelles de la méningite épidémique sont fréquentes et graves (troubles moteurs, sensoriels et psychiques).

IX. — Nous avons noté au cours de nos observations les lésions anatomo-pathologiques relevées dans les autopsies. Elles sont variables, n'ont pas de caractère distinctif et ne diffèrent pas de celles que déterminent toutes les infections bactériennes aiguës des méninges cérébro-spinales.

X. — Le pronostic est sévère ; dans notre épidémie la mortalité s'est élevée à 60 p. 100. La guérison peut cependant être observée par complète *restitutio ad integrum*. De toutes les formes de méningites la forme épidémique à diplocoques de Weichselbaum est la moins grave.

XI. — Le diagnostic sera fait surtout grâce à la ponction lombaire. Cette opération peu compliquée, d'une innocuité absolue, permettra la recherche de l'agent étiologique de la méningite et l'application des méthodes cytologiques, cryoscopiques et de perméabilité.

XII. — La ponction lombaire et les bains chauds sont les principaux moyens thérapeutiques contre la méningite cérébro-spinale. Les injections de sérum artificiel, le calomel à doses fractionnées, les applications de glace sur la tête sont d'utiles adjuvants.

LYON
IMPRIMERIE A. STORCK & Cie
Rue de la Méditerranée, 8

www.ingramcontent.com/pod-product-compliance
Ingram Content Group UK Ltd.
Pitfield, Milton Keynes, MK11 3LW, UK
UKHW020148200726
13856UKWH00003B/899